Sachin Dev Sachdeva

Gerir o cancro oral

AF293916

Sachin Dev Sachdeva

Gerir o cancro oral

Conceito SDS

ScienciaScripts

Imprint

Any brand names and product names mentioned in this book are subject to trademark, brand or patent protection and are trademarks or registered trademarks of their respective holders. The use of brand names, product names, common names, trade names, product descriptions etc. even without a particular marking in this work is in no way to be construed to mean that such names may be regarded as unrestricted in respect of trademark and brand protection legislation and could thus be used by anyone.

Cover image: www.ingimage.com

This book is a translation from the original published under ISBN 978-3-659-87006-4.

Publisher:
Sciencia Scripts
is a trademark of
Dodo Books Indian Ocean Ltd. and OmniScriptum S.R.L publishing group

120 High Road, East Finchley, London, N2 9ED, United Kingdom
Str. Armeneasca 28/1, office 1, Chisinau MD-2012, Republic of Moldova, Europe
Managing Directors: Ieva Konstantinova, Victoria Ursu
info@omniscriptum.com

Printed at: see last page
ISBN: 978-620-2-75123-0

Conteúdo

Capítulo -1
Introdução

Entre os dez cancros mais comuns no mundo, os cancros orais ocupam o oitavo lugar, sendo a sua prevalência mais elevada na Índia. [1]

A sua elevada incidência nos países da Ásia Central e do Sudeste Asiático (por exemplo, Índia, Bangladesh, Sri Lanka, Tailândia, Indonésia e Paquistão) está bem documentada. Todos os anos, registam-se cerca de 175916 novos casos e 80736 mortes em todo o mundo[2].

As taxas de incidência do cancro oral são bastante elevadas na Índia. A incidência nos homens é de 9,7 e nas mulheres de 6,1. [2] Na Índia, foram estudados os cancros orais num período de 15 anos, de 1986 a 2000, tendo sido registado um total de 9670 cancros orais (8,2% de todas as neoplasias), dos quais 6577 em homens e 3093 em mulheres (10,7% e 5,4% dos totais respectivos para os dois sexos). Mais de 90% dos tumores da região da cabeça e pescoço eram carcinomas espinocelulares.[3]

O tratamento do carcinoma oral de células escamosas deve basear-se num exame clínico cuidadoso e numa análise composta da lesão primária relacionada com o tamanho, a localização e os gânglios linfáticos cervicais.[4] Um número significativo de doentes apresenta cancro avançado quer no local primário quer no local de metástases regionais. A taxa de cura diminui significativamente quando há envolvimento de nódulos. O fator de prognóstico mais importante no cancro da cavidade oral é o estado das metástases linfonodais regionais. A taxa de cura desce para 50% quando os nódulos regionais estão envolvidos.[5]

A cirurgia mantém a sua proeminência como o principal meio de alcançar a cura de um carcinoma oral de células escamosas. O tratamento cirúrgico tem três fases distintas: a ressecção do tumor, o controlo dos nódulos regionais e a reconstrução do defeito. A reconstrução pode ser imediata ou tardia.

A importância clínica das metástases nos gânglios linfáticos cervicais em doentes com tumores da cabeça e do pescoço é conhecida há muito tempo. Já em meados do século XIX, Chelius observava: "Uma vez que o crescimento na boca se tenha espalhado para a glândula submandibular, a remoção completa é impossível".[6] Este pessimismo de

Chelius foi desafiado por novas abordagens no tratamento cirúrgico das metástases linfonodais regionais.

No final do século XIX, Henry Butlin comunicou uma taxa de cura de 28% numa série de 102 doentes com cancro oral. Também propôs e praticou uma dissecção do triângulo anterior, pois era evidente para ele que 30-40% dos seus doentes sucumbiam devido a doença nodal no pescoço. Em 1909, Butlin, quando se reformou, analisou 200 casos de cancro lingual e relatou uma taxa de cura de 41,5%.[7]

Em 1906, George Crile Sr. salientou a acessibilidade dos gânglios linfáticos cervicais para exame e tratamento em caso de metástases. Foi o primeiro a defender uma operação sistemática com base anatómica denominada "esvaziamento do pescoço", que continua a ser a "norma de ouro" no tratamento do doente com metástases nos gânglios cervicais. Em 1906, Crile publicou o seu relato de 132 dissecções radicais do pescoço, efectuadas sob anestesia local e, mais tarde, sob intubação nasofaríngea.

Descartes, no século XVII (filósofo-matemático-médico), substituiu a teoria da bílis negra de Galeno por uma teoria mecanicista da linfa, que acabou por conduzir ao conceito de dissecção dos gânglios linfáticos, que constitui a pedra angular do tratamento atual.

A cura nas fases iniciais e a prevenção da recorrência nas fases tardias dos tumores malignos orais dependem sobretudo da excisão local ampla com margens negativas e da remoção de todos os gânglios linfáticos regionais metastáticos, ou seja, do esvaziamento cervical radical, modificado ou seletivo. Também determina a taxa de sobrevivência livre de doença.

O esvaziamento do pescoço em si é um procedimento cirúrgico importante. Verifica-se um aumento do custo do tratamento e das taxas de morbilidade e mortalidade. Além disso, juntamente com a ressecção local do tumor e os procedimentos reconstrutivos consecutivos, o tempo de hospitalização do doente aumenta. Este regime de tratamento é desnecessário para os doentes que não têm metástases (pescoços verdadeiramente negativos) e, por conseguinte, é necessário fazer um diagnóstico correto e decidir se a dissecção do pescoço é imperativa ou não.

O tratamento adequado do pescoço clinicamente negativo também é controverso.

Muitos pescoços, após dissecções, revelaram conter tumor, o que não era tão aparente no exame clínico. A incidência de exames clínicos falso-negativos dos gânglios cervicais é superior a 20 por cento. Por conseguinte, é difícil prever um pescoço verdadeiramente negativo [8].

Têm sido preconizadas várias formas de tratamento. A dissecção electiva do pescoço é realizada na expetativa de remover depósitos metastáticos ocultos. Esta opção é particularmente indicada quando a lesão primária se encontra num local que se sabe produzir uma taxa elevada de metástases no pescoço. Por exemplo, a taxa de metástases de cancro na língua é de 42,82%. [4] Também é indicada quando o carcinoma é anaplásico ou quando é pouco provável que o doente possa comparecer nas consultas de seguimento.

A dissecção selectiva do pescoço é realizada para dissecar apenas os gânglios linfáticos cervicais clinicamente detectáveis. Esta abordagem poupa alguns doentes a uma dissecção desnecessária do pescoço. As lesões na linha média ou adjacentes a esta podem metastizar para ambos os lados, exigindo assim um esvaziamento cervical seletivo.

A avaliação pré-operatória dos nódulos cervicais tem influência no prognóstico do cancro oral. Observa-se uma redução de aproximadamente 50% na taxa de sobrevivência de 5 anos com o desenvolvimento de metástases nos gânglios linfáticos em doentes com carcinoma de células escamosas da cabeça e do pescoço. As metástases regionais nos gânglios linfáticos são o indicador mais fiável dos resultados do tratamento de doentes com carcinoma espinocelular da língua. [9]

A deteção de metástases no pescoço é importante porque, quando o pescoço se torna clinicamente positivo, o tumor assume automaticamente a designação de estádio III ou estádio IV. Como esperado, existe uma relação linear entre estes estádios e a taxa de mortalidade, pelo que um estadiamento exato tem implicações importantes no prognóstico e no tratamento. A escolha do tratamento nas neoplasias orais depende de um estadiamento preciso antes do tratamento e da deteção do envolvimento dos gânglios linfáticos. Por conseguinte, o estadiamento dos gânglios linfáticos deve ser tão exato quanto possível[10, 11].

Assim, é necessário decidir no pré-operatório se o pescoço está ou não envolvido na metástase. E o conhecimento dos nódulos positivos no pré-operatório permite ao cirurgião planear as alternativas terapêuticas. O exame clínico tem uma taxa de falsos positivos entre 15% e 65%, a maioria dos autores refere-a como 25% e uma taxa de falsos negativos entre 10% e 15% e também tem uma baixa sensibilidade, especificidade e exatidão em comparação com outras modalidades de investigação.[12] Foi estudado que a USG, quando comparada com o exame clínico, tinha uma sensibilidade de 47,63% contra 43,75%, uma especificidade de 77,78% contra 25% e uma exatidão de 61,54% contra 38,9%.[13]

A palpação tem uma falibilidade de 20%-30% na deteção de metástases nos nódulos do pescoço cervical.[14] No pescoço clinicamente N0, há grandes probabilidades de metástases ocultas. Existem 30% de probabilidades de metástases nodais no pescoço clinicamente N0. Tal como na malignidade oral, os gânglios cervicais estão na maioria das vezes aumentados devido a infeção e não devido a malignidade.[15,16] Foi relatado que até 50% dos gânglios dissecados na histopatologia podem ser inflamatórios.[17,18] Por outro lado, 20-40% dos gânglios de tamanho normal podem albergar metástases, pelo que é difícil decidir clinicamente se os gânglios aumentados são malignos ou reactivos.[19] Outros fatores também afetam a capacidade do médico de palpar doenças sutis. A doença cervical posterior e média do pescoço é mais facilmente palpável do que a doença nos níveis I e II. O pescoço obeso e a radiação prévia contribuem para as dificuldades de diagnóstico físico. Tendo em conta todos estes achados, é relativamente difícil padronizar os protocolos de dissecção do pescoço. Por conseguinte, é necessária uma outra modalidade de investigação para detetar com precisão os nódulos metastáticos no pescoço e para estadiar corretamente a doença no pré-operatório. Atualmente, existem vários métodos disponíveis para diagnosticar os nódulos metastáticos, como o exame de ultra-sons, a USG-FNAC, a tomografia computorizada, a ressonância magnética, a PET como a FDG PET (Fluro D Glucose Positron Emission Tomography), a biópsia intra-operatória do nódulo sentinela (SNB) e a FNAC guiada por USG endoscópica. Trata-se de modalidades pouco dispendiosas, minimamente invasivas e realizadas à beira do leito, que podem ser efectuadas juntamente com o exame clínico. Também consomem menos tempo e os relatórios estão disponíveis num dia, pelo que se evitam atrasos desnecessários no tratamento definitivo do pescoço. Tem uma sensibilidade, especificidade e exatidão elevadas em comparação com o exame clínico. A FNAC por USG tem uma sensibilidade de 87,2%, uma especificidade de 98,1% e uma exatidão de 94,5%. É também utilizada para o seguimento de doentes que foram objeto de tratamento anterior. [20, 21]Outras modalidades, como a TAC, a RMN, a PET, etc., são dispendiosas e não estão facilmente disponíveis em todo o lado. Apesar de poderem ser utilizadas em doentes selecionados, não podem ser utilizadas para fins de acompanhamento de rotina devido ao seu elevado custo. Além disso, existem alguns riscos e contra-indicações associados a estas modalidades. Tal como acontece com a TAC, existem riscos de radiação. Uma TAC da cabeça provoca uma exposição à radiação equivalente a 115 raios X e a PET é de 250 raios X. A RM não pode ser utilizada em doentes com implantes. Assim, mesmo após a sua elevada sensibilidade, 84% com a TAC e 92% com a RMN, em comparação com o exame clínico, que tem uma sensibilidade de 75%, não pode ser utilizada por rotina.[22]

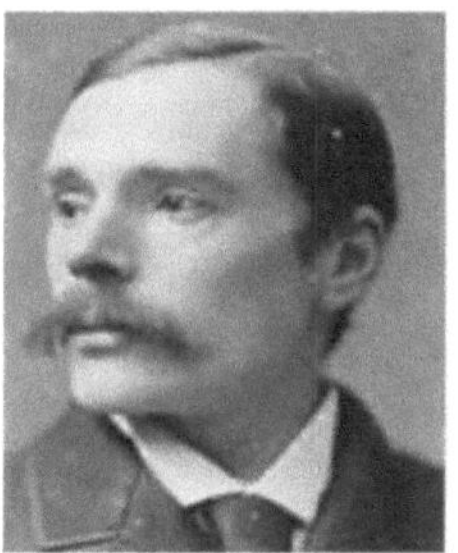

Sir Henry Butlin 1845 -1912 (Propôs a dissecção nodal do triângulo anterior do pescoço)

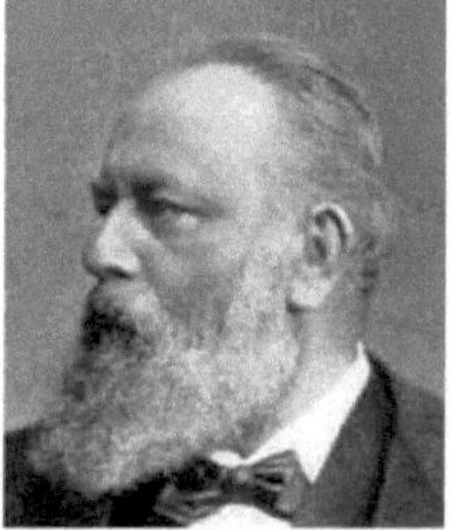

Theodore Billroth 1829 -1894 (Realizou a primeira laringectomia bem sucedida)

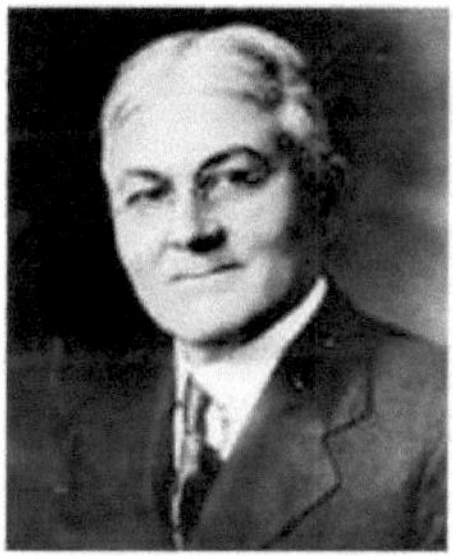

Gerge W. Crile Sr. 1864 - 1943 (Pioneiro nas dissecções do pescoço)

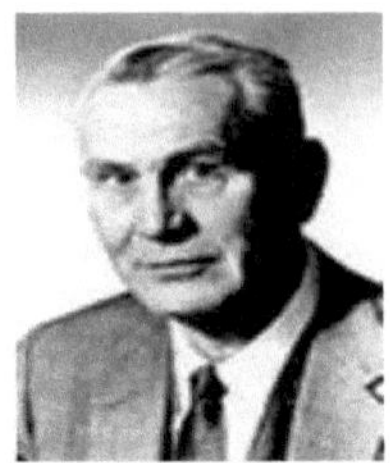

Theodore Kocher 1841 - 1917 (Estabeleceu o conceito de tireoidectomias parciais e recebeu o Prémio Nobel)

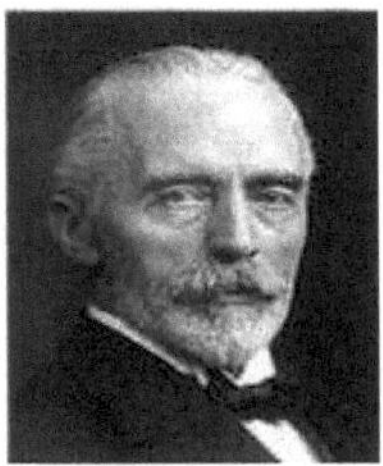

Hayes Martin 1892 - 1977 (Reintroduziu o conceito de uma abordagem combinada do pescoço e da orofaringe " Commando Procedure")

LEITURA COMPLEMENTAR

1.   Organização Mundial de Saúde. Relatório sobre a saúde oral no mundo em 2003. Melhoria contínua da saúde oral no século XXI - A abordagem do Programa Mundial de Saúde Oral da OMS.

2.   Relatório da base de dados Globocan 2002 OMS IARC Lyon, França.

3.   Sunny L. Oral cancers in Mumbai, India: a fifteen years perspective with respect to incidence, trend and cumulative risk (Cancros orais em Bombaim, Índia: uma perspetiva de quinze anos relativamente à incidência, tendência e risco cumulativo). Asian Pac J Cancer Prev. 2004 Jul-Set; 5(3): 294-300.

4.   Kang F, Wu Z, Huang X. Tratamento de doentes com carcinomas orais de células escamosas em NO. HUA xi kou Quiang Yi Za Zhi. 2003 Aug; 21(4):298-300.

5.   Shah AR, Spiro RH, Shah JP . Carcinoma escamoso do assoalho da boca. Am J Surg 1984; 114: 455-459.

6.   Chelius JM. A system of surgery, vol III South Philadelphia: Lea & Blancharsd ;1847.p.515.

7.   McGurk M, Goodger NM. O cancro da cabeça e do pescoço e o seu tratamento: revisão histórica. Br J Oral Maxillofac Surg .2000; 38: 209-220.

8.   Spiro RH, Huvos AG, Wong GY. Valor preditivo da espessura do tumor no carcinoma de células escamosas confinado à língua e ao soalho da boca. Am J Surg. 1986; 152: 345-350.

9.   Greenberg JS, Naggar AK, Roberts D, Myers JN. Disparidade no estadiamento patológico e clínico dos gânglios linfáticos no carcinoma oral da língua; Implicações para a tomada de decisões terapêuticas. 2003 Aug; 98(3):508-15.

10.   Spiro R, Strong EW. Carcinoma epidermoide da língua móvel. Am J.Surg. 1971; 122:707.

11.   Stuckensen T, Kovacs AF, Adams S, Baum RP. Estadiamento do pescoço em pacientes com carcinoma espinocelular da cavidade oral: uma comparação prospetiva de PET, USG, CT e MRI. J Cranio maxillofacial Surg. 2000; 28(6): 319-24.

12.   Manfredi D, Jacobelli. Neck dissection in the treatment of head and neck cancer in 1162 cases in Chambers RG: cancer of the head and neck. Prince Stone NJ. Expeta

Medica; 1975.p. 221-224.

13.	Ross G, Shoaib T, Soutar DS, Camilleri IG . The Use of Sentinel Node Biopsy to Upstage the Clinically N0 Neck in Head and Neck Cancer. Arch Otolaryngol Head Neck Surg. 2002;128:1287-1291.

14.	Maris C, Karabouta. Incidência de metástases linfonodais em esvaziamento cervical eletivo (profilático) para carcinoma oral. J Craniofacial Surg. 1979;7: 182-191.

15.	O'Brien CJ, Traynor SJ, McNeil E, McMohan JD. The Use of Clinical Criteria alone in the management of the clinically negative neck among patients with squamous cell carcinoma of the oral cavity and oropharynx. Arch Otolaryngol Head Neck Surg. 2000;126:360-365.

16.	Hao SP, Tsang NM. O papel da dissecção cervical supraomohióide em pacientes com carcinoma da cavidade oral. Oral Oncol. 2002 Apr;38(3):309- 312.

17.	Moritz JD, Ludwig A, Oestmann JW. Ecografia com doppler com contraste para avaliação de gânglios linfáticos cervicais aumentados em tumores da cabeça e do pescoço. Am J Radiol. 2000;74:1279-1284.

18.	Van Den Brekel MW. Metástases em gânglios linfáticos cervicais: Avaliação dos critérios radiológicos. Radiology. 1990; 177: 379-84.

19.	Dillon WP. Metástases nodais cervicais: Another look at size criteria. ANJR Am J Neuroradiol. 1998; 19:796-797.

20.	D'Souza O, Hasan S, Chary G, Hoisala R, Correa M. Cervical lymph node metastases in head & neck malignancy - A clinical /Ultrasonographic/Histopathological comparative study. Indian J Radiol. 2000; 112: 90-93.

21.	Knappe M, Louw M, Gregor RT. Aspiração com agulha fina guiada por ultra-sons para a avaliação de metástases cervicais. Arch Otolaryngol Head Neck Surg. 2000;126: 1091-96.

22.	Hillsamer PJ, Schuller DE, McGhee RD. Improving diagnostic accuracy of cervical metastasis with computed tomography & MRI. Arch Otolaryngol Head Neck Surg. 1990; 116: 1297-1301.

CAPÍTULO - II
ANATOMIA APLICADA

ANATOMIA

O pescoço contém aproximadamente 150 (300) gânglios linfáticos, que podem aumentar de tamanho devido a processos inflamatórios, infecciosos ou neoplásicos. Existem sistemas linfáticos superficiais e profundos. O sistema linfático superficial drena o couro cabeludo, o ouvido externo e a pele da face. Segue a veia jugular externa e os ramos mais superficiais da artéria carótida externa. O sistema linfático profundo fornece a drenagem linfática primária para a maioria dos locais do trato aerodigestivo superior. Os linfáticos profundos do pescoço estão divididos em sete níveis.

Nível I: gânglios linfáticos submandibulares e submentais.

Nível II: Gânglios linfáticos jugulares superiores.

Nível III: os gânglios linfáticos da jugular média.

Nível IV: gânglios linfáticos da jugular inferior.

Nível V: Triângulo posterior do pescoço.

Nível VI: Nódulos da linha média.

Nível VII: Nódulos do mediastino[23].

Linfáticos da cavidade oral

Vários grupos importantes de gânglios linfáticos actuam como gânglios do primeiro escalão da cavidade oral. Dois ou três gânglios submentais encontram-se sobre o músculo milo-hióideo e estão localizados no triângulo submental. Os ventres anteriores do músculo digástrico e o osso hioide delimitam este triângulo. Seis ou mais nódulos submandibulares situam-se na superfície anterior da glândula submandibular ou entre a glândula e o maxilar inferior, adjacentes à artéria facial.

Os nódulos na superfície da glândula são nódulos pré-glandulares; os nódulos adjacentes à artéria facial são nódulos faciais. Estes estendem-se para cima ao longo do trajeto da artéria facial e subdividem-se em nódulos pré-vasculares e retro-vasculares, dependendo da sua relação com a artéria facial. Os nódulos faciais são pequenos e inconstantes, exceto um ou dois no bordo inferior da mandíbula.

Outro grupo nodal importante do primeiro escalão que recebe vasos aferentes da cavidade oral é o dos nódulos jugulares profundos superiores, localizados ao longo do terço superior da veia jugular interna, entre os níveis dos músculos digástrico e omo-hioideu. O nódulo mais superior é o nódulo jugulodigástrico ou amigdaliano; o mais inferior é o nódulo jugulo-omohióideo. O nódulo jugulocarotídeo, o principal nódulo da língua, situa-se entre estes nódulos, imediatamente abaixo do nível do corno maior do osso hioide, ao nível da bifurcação da artéria carótida comum. Grupos nodais adicionais, mas menos comuns, que recebem linfáticos primários da cavidade oral incluem os gânglios linfáticos retrofaríngeos laterais adjacentes à porção inferior da glândula parótida.

Em geral, as metástases regionais do carcinoma de células escamosas da cavidade oral demonstram uma progressão ordenada dos nódulos cervicais localizados nas regiões superiores do pescoço para os nódulos na região inferior. Os tumores malignos dos lábios e do pavimento anterior da boca e da gengiva e mucosa bucal adjacentes tendem a metastizar primeiro para os gânglios linfáticos submandibulares. Os tumores situados mais posteriormente na cavidade oral geralmente metastizam inicialmente para os gânglios linfáticos jugulares profundos superiores. À medida que vários nódulos cervicais são envolvidos pela doença metastática, ocorre disseminação para os nódulos jugulares profundos médios e inferiores. É pouco comum que um único nódulo metastático de um cancro da cavidade oral metastize inicialmente para os nódulos cervicais inferiores ou posteriores.[24]

Lábios

Os lábios começam na junção da borda do vermelhão com a pele e formam o limite anterior do vestíbulo oral. Os linfáticos da mucosa bucal surgem de uma rede capilar submucosa e drenam para gânglios linfáticos localizados nos triângulos submentoniano e submandibular.

Cristas alveolares superiores e inferiores

A gengiva vestibular dos rebordos alveolares superior e inferior drena para os gânglios linfáticos submentuais e submandibulares. Os linfáticos da face lingual da gengiva superior e inferior passam principalmente para os gânglios linfáticos jugulares profundos superiores e retrofaríngeos laterais. Alguns canais podem drenar para gânglios linfáticos adjacentes à cauda da glândula parótida (subparótida). Os linfáticos da superfície lingual do alvéolo inferior também podem terminar em *16* gânglios submandibulares.

Trigono retromolar

A drenagem linfática do trígono retromolar é semelhante à da fossa tonsilar, passando para a cadeia jugular profunda superior de gânglios linfáticos. Alguns canais linfáticos também podem terminar nos gânglios linfáticos subparotídeos e retrofaríngeos laterais.

Palato duro

A maioria dos linfáticos drena para os gânglios jugulares profundos superiores (subdigástricos) ou retrofaríngeos laterais. Os canais linfáticos que drenam o palato primário podem terminar no grupo pré-vascular e retro-vascular de nódulos submandibulares.

Chão da boca

Os vasos linfáticos do pavimento da boca provêm de um extenso plexo submucoso que forma dois sistemas discretos: uma mucosa superficial e um sistema coletor profundo (Rouviere, 1938). O sistema superficial possui vasos linfáticos aferentes que se cruzam no assoalho anterior da boca, onde não existe uma linha média definida. Estes canais drenam para os gânglios linfáticos pré-glandulares ipsilaterais e contra-laterais. O sistema coletor profundo drena para os gânglios pré-glandulares ipsilaterais. Apenas os vasos colectores mais anteriores do sistema profundo atravessam a linha média. Os canais linfáticos da porção posterior do pavimento da boca drenam diretamente para os gânglios jugulodigástricos e jugulocarotídeos.

Os tumores malignos do assoalho da boca geralmente ocorrem anteriormente, perto da linha média, e se espalham para estruturas contíguas, como a raiz da língua e a mandíbula. Os tumores próximos ao orifício do ducto submandibular freqüentemente seguem ao longo do ducto. Os tumores podem também estender-se ao longo do nervo lingual. À medida que o cancro invade o córtex lingual da mandíbula, estende-se para baixo através do milohióide para o espaço submandibular, envolvendo a glândula submandibular e, ocasionalmente, os tecidos subcutâneos e a pele. A língua não constitui uma barreira à disseminação do cancro a partir do pavimento anterior da boca.

O tumor invade frequentemente a musculatura anterior da língua e segue inferiormente até ao osso hioide e, em casos raros, até ao espaço pré-laríngeo.[25]

Dois terços anteriores da língua

Os linfáticos da língua provêm de um plexo submucoso extenso e todos os vasos drenam para os gânglios linfáticos jugulares profundos entre os níveis dos músculos digástrico e omo-hioideu. Quanto mais próximo da ponta da língua os linfáticos surgem, mais baixo é o gânglio do primeiro escalão e quanto mais posterior, mais alto é o gânglio. Os canais de recolha de linfa da língua são os grupos anterior (ápice), lateral (marginal), central e posterior. Os vasos do ápice perfuram o músculo milo-hióideo e drenam parcialmente para os nódulos submentais do primeiro escalão. Os troncos laterais ou marginais perfuram parcialmente o músculo milo-hióideo para terminar em nódulos submandibulares. Os restantes troncos drenam de cada lado do músculo hioglosso para os gânglios jugulares profundos. Os troncos centrais descem no septo da língua ou perto dele e seguem a artéria lingual até aos gânglios jugulares profundos. Os canais linfáticos da base da língua passam através da parede faríngea lateralmente abaixo da amígdala para alcançar principalmente os nódulos jugulodigástricos.[26]

O cancro da língua apresenta frequentemente metástases bilaterais, principalmente devido aos ricos linfáticos no plexo submucoso, que comunicam livremente através da linha média. Além disso, os troncos linfáticos colectores dos grupos apical, central e posterior têm muitos canais que se cruzam para terminar em gânglios linfáticos contra-laterais.

Existem vários métodos para descrever este grupo de gânglios linfáticos na cabeça e no pescoço.

a) Por nomenclatura, tais como o grupo de gânglios linfáticos pré-auriculares e parotídeos, os gânglios linfáticos submentuais e submandibulares, o gânglio linfático jugular profundo, o gânglio linfático supraclavicular e os gânglios linfáticos ao longo do nervo acessório no triângulo posterior, os chamados gânglios linfáticos da cadeia acessória. Gânglio linfático na região occipital e gânglios no sulco traqueo-esofágico, etc.

b) Outra forma de descrever os nós é atribuindo-os a vários triângulos anatómicos, como o submental, o submandibular, o supra-hióideo, o supra-omo-hióideo, o triângulo carotídeo, o triângulo posterior, etc.

c) No entanto, a descrição anatomicamente correta e clinicamente reproduzível dos gânglios linfáticos regionais, em particular no que se refere à disseminação metastática do tumor primário do trato aerodigestivo superior, é a utilizada no serviço de cabeça e pescoço do Memorial Sloan Kettering Cancer Center.

Esta é uma classificação simplificada do agrupamento dos gânglios linfáticos cervicais.

Nível I -	- Submental
	- Submandibular
Nível II-	- Subdigástrico
	- Jugulodigástrico
Nível III-	- Juguloomohióide
Nível IV-	- Supraclavicular
Nível V-	- Triângulo posterior
Nível VI-	- Supraesternal
Nível VII-	- Mediastino superior

Os padrões de envolvimento dos gânglios linfáticos regionais são previsíveis para cada local primário e determinados níveis de gânglios apresentam um risco elevado de envolvimento metastático, dependendo da localização da lesão primária. [27]

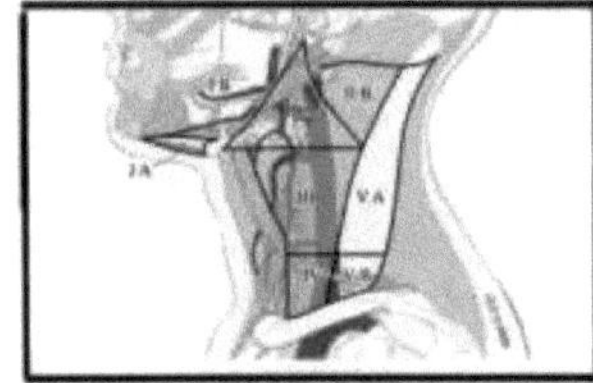
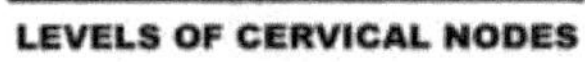

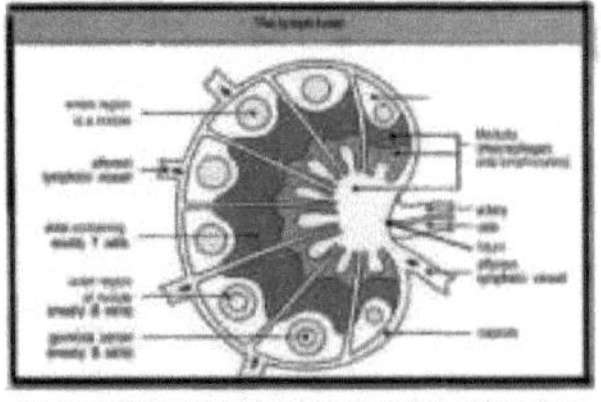

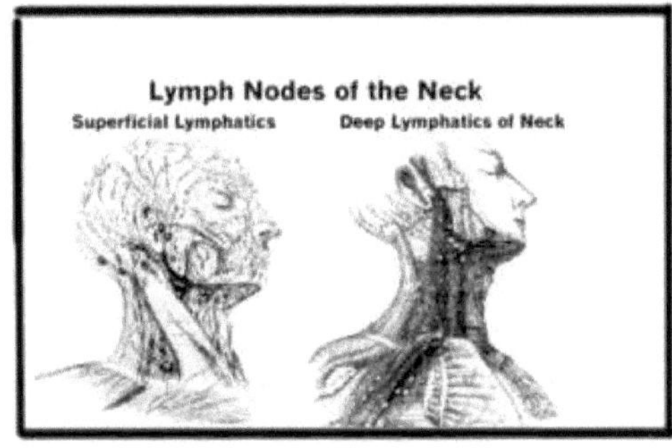

LEITURA COMPLEMENTAR

23.   Martha Gardener. Overview of Lymphatic drainage of the head and neck (Visão geral da drenagem linfática da cabeça e pescoço). George H Mundroff, editor. Basic anatomy of head and neck. London. Lea and Febiger; 1992. p. 183 - 186.

24.   E. Llyod DuBrul. O sistema linfático. Sicher and DuBrul's - Oral Anatomy. 8th ed. St. Louis, Tóquio: Ishiyaku Euro America Inc; 1990. p. 221-223.

25.   Susan Standring. Cavidade Oral. In:Gray's Anatomy - The anatomical basis of Clinical Practice. 39th ed. Elsevier Churchill Livingstone; 2005. p. 581 - 584.

26.   BKB Berkowitz, B J Moxham. The Neck. Textbook of Head and Neck Anatomy. Barcelona, Espanha. Wolfe Publishing Ltd. 1988. p. 99-102.

27.   Susan Standring. Pescoço. In:Gray's Anatomy - The anatomical basis of Clinical Practice. 39th ed. Elsevier Churchill Livingstone; 2005. p. 553 - 554.

CAPÍTULO - III
EPIDEMIOLOGIA E ETIOLOGIA

Em todo o mundo

O Relatório Mundial sobre a Saúde Oral de 2003 sugere que os cancros orais são um problema importante nas regiões do mundo onde os hábitos tabágicos sob a forma de mascar e/ou fumar, com ou sem ingestão de álcool, são comuns.[1]

Anteriormente, ocorria tipicamente em homens idosos durante a quinta a oitava década de vida. Langdon afirmou que noventa e cinco por cento dos doentes com cancro oral têm mais de 40 anos de idade no momento do diagnóstico e que a idade média no momento do diagnóstico é de 60 anos (homens 63,5 anos, mulheres 60,6 anos), com um rácio homem/mulher entre 1,3:1 e 2:1.[29]

Atualmente, estudos realizados no Reino Unido referem uma tendência crescente do cancro oral, particularmente do cancro da língua, entre os jovens adultos. Foi também registado um aumento significativo da incidência e da mortalidade entre os jovens do sexo masculino em Inglaterra e no País de Gales durante os últimos 30 anos e na Irlanda do Norte[30,31].

Na Europa, verificou-se um grande aumento da incidência, que chegou a ser oito vezes superior em todas as idades.[32] Foram comunicadas as tendências crescentes da incidência e da mortalidade do cancro da língua nos jovens do sexo masculino.[33,34,35]

Relatório Mundial sobre o Cancro [1] Lyon: Agência Internacional de Investigação sobre o Cancro da OMS, 2003, afirma que, no centro-sul da Ásia, o cancro da cavidade oral se encontra entre os três tipos de cancro mais comuns. No entanto, foram comunicados aumentos acentuados das taxas de incidência de cancros orais em vários países, como a Dinamarca, a Alemanha, a Escócia, a Europa Central e Oriental e, em menor grau, a Austrália, o Japão, a Nova Zelândia e os EUA.[36] Na Ásia, a taxa de incidência padronizada por idade do cancro oral por 100 000 habitantes varia entre 0,7 na China, 4,6 na Tailândia e 12,6 na Índia. A elevada taxa de incidência está diretamente relacionada com comportamentos de risco como o tabagismo, o consumo de álcool e, mais frequentemente, a utilização de tabaco sem combustão (por exemplo, Pan, Khaini, Ghutka, noz de bétel ou mastigação de miang). Na Tailândia, por exemplo, a prevalência do tabagismo é de cerca de 60%, a mastigação de noz de bétel de 15% e o consumo de álcool de 35%. [37]

Rácio entre homens e mulheres

A prevalência da doença é mais comum nos homens do que nas mulheres. A taxa média de incidência anual no Reino Unido para ambos os sexos é de aproximadamente 4,5:100 000.[38] No Japão, o rácio entre homens e mulheres aumenta após os 30 anos de idade, o que leva a uma incidência elevada no sexo masculino. [39]

Após um declínio constante desde a viragem do século, as taxas de incidência de cancro oral no Reino Unido e nos EUA estão agora a aumentar, particularmente nas mulheres.[30] Lidstadt constatou que houve um aumento constante da incidência de cancros orais nas mulheres nos EUA devido ao aumento dos hábitos de fumar e de beber nas mulheres.[40]

Os dados de dois anos (1998-1999) do Registo do Cancro de Karachi mostraram que o cancro oral era a segunda neoplasia maligna mais comum, tanto nos homens como nas mulheres. A taxa de incidência anual do cancro oral foi de 10,5%, com uma ASR (taxa de incidência padronizada pela idade) de 13,2 para os homens e de 8,1% com ASR 11,7 para as mulheres.[41]

Relatório de Estimativas Globocan 2002: [2]

Carga mundial do cancro oral, taxas brutas e padronizadas por idade (ASR), por 100 000 habitantes:

Quadro I (Homens)

País/Região	Incidência			Mortalidade			Prevalência	
	Casos	Bruto Taxa	ASR (W)	Mortes	Petróleo bruto Taxa	ASR (W)	1 ano	5 anos
Mundo	175916	5.6	6.3	80736	2.6	2.9	133993	466683
Regiões mais desenvolvidas	64830	11.2	7.9	22422	3.9	2.7	53071	185830
Regiões menos desenvolvidas	111011	4.4	5.7	58282	2.3	3	80922	280853

Quadro II (Mulheres)

País/Região	Incidência			Mortalidade			Prevalência	
	Casos	Bruto Taxa	ASR(W)	Mortes	Bruto Taxa	ASR(W)	1 ano	5 anos
Mundo	98373	3.2	3.2	46723	1.5	1.5	75769	273356
Regiões mais desenvolvidas	26311	4.3	2.4	8259	1.4	0.7	23092	89453
Regiões menos desenvolvidas	72022	2.9	3.5	38438	1.6	1.9	52677	183903

Estudos realizados no Reino Unido referem uma tendência crescente do cancro oral, em especial do cancro da língua, entre os jovens adultos.[42] Na Escócia, Macfarlane e Boyle também referem o mesmo.[43,44]

As taxas mais elevadas de cancro oral em pessoas de todas as idades ocorrem em países em desenvolvimento, como o Sul e o Sudeste Asiático, onde a cavidade oral é frequentemente o primeiro ou o segundo local mais comum de malignidade.[45]

Na Índia

A prevalência do cancro oral é mais elevada na Índia, de acordo com o World Oral Health Report 2003 [1].

O cancro oral ocupa o primeiro lugar entre os homens e o terceiro entre as mulheres na Índia. O cancro oral constitui 12% de todos os cancros nos homens e 8% de todos os cancros nas mulheres[46].

Estimativas da base de dados Globocan 2002 para a Índia:[2]

Quadro III (Homens)

SITE	Incidência			Mortalidade			Prevalência	
	Casos	Bruto Taxa	ASR(W)	Mortes	Bruto Taxa	ASR(W)	1 ano	5 anos
Cavidade oral	52008	9.7	12.8	29059	5.4	7.2	37680	127573

Quadro IV (Mulheres)

SITE	Incidência			Mortalidade			Prevalência	
	Casos	Bruto Taxa	ASR(W)	Mortes	Bruto Taxa	ASR(W)	1 ano	5 anos
Cavidade oral	30906	6.1	7.5	17106	3.4	4.2	22600	77170

O cancro oral representa 14% de todos os casos de cancro no Centro Regional do Cancro (RCC), em Kerela, na Índia.[47] Constitui 17% de todos os cancros nos homens e 10,5% de todos os cancros nas mulheres, o que o torna o cancro mais comum nos homens e o terceiro cancro mais comum nas mulheres. Os dados disponíveis sobre os padrões de cancro na Índia Oriental mostram que o cancro oral é o segundo cancro mais comum nos homens, a seguir ao cancro do pulmão.[48]

Em Bombaim, um registo de cancro de base populacional estudou os cancros orais num período de 15 anos, de 1986 a 2000. Foi registado um total de 9 670 cancros orais (8,2% de todas as neoplasias), dos quais 6 577 eram em homens e 3 093 em mulheres (10,7% e 5,4% dos totais respectivos para os dois sexos). No sexo masculino, observou-se uma tendência decrescente estatisticamente significativa nas taxas de incidência globais ajustadas à idade durante o período de 1986 a 2000, com um decréscimo anual de 1,7%. Esta diminuição foi significativa para os homens com mais de 40 anos, mas para os homens adultos jovens com menos de 40 anos não se registou uma diminuição significativa, mantendo-se o nível estável. Nas mulheres, a tendência geral de diminuição das taxas de incidência ajustadas à idade dos cancros orais não foi significativa, mas no grupo etário dos 40-59 anos observou-se um declínio significativo. A tendência decrescente observada nos cancros orais nos homens indianos pode ser atribuída a uma diminuição do consumo de tabaco e de tabaco. A elevada prevalência do consumo de tabaco sem combustão entre homens e mulheres jovens adultos pode explicar a tendência estável da incidência do cancro oral neste grupo.[3]

O cancro da língua no sexo masculino em Bhopal (8,8 por 100 000) é o mais elevado em todos os continentes [49].

Observa-se que a maioria dos pacientes com cancro oral eram mulheres e que a língua era o local mais comum, o que foi apoiado por muitos investigadores[50, 51,52,53,54,55].

Quanto mais jovem for a idade e quanto menor for a duração da apresentação, maiores são as probabilidades de metástases no pescoço. Não há variação de género no que diz respeito às metástases no pescoço[56].

Kuriakose M *et al* afirmaram que, em pacientes com menos de 35 anos, o carcinoma espinocelular oral ocorria mais frequentemente no sexo feminino, estava presente em todas as classes sociais e estava associado a menos factores etiológicos, afectando predominantemente a língua. Em contrapartida, nos doentes com mais de 60 anos, o CEC oral era mais comum no sexo masculino, ocorria mais frequentemente nas classes sociais mais desfavorecidas e estava sempre associado ao tabagismo, ao consumo de álcool ou à mastigação de panelas, afectando predominantemente a mucosa bucal ou a gengiva.[57]

Na Índia, o cancro oral afecta quase um terço da população total com cancro. O principal fator etiológico é o hábito tradicional de mascar tabaco. Cerca de 90% dos cancros orais indianos estão relacionados com o tabaco, sendo a possibilidade de desenvolver a lesão dez vezes maior se o hábito for formado antes dos 14 anos de idade[58].

Proporção de cancro oral em relação a todos os cancros, expressa em percentagem[40]

Local	Percentagem
Neyyur (Sul da Índia)	75.9
Mainpuri (Norte da Índia)	67.9
Jaffna (Ceilão)	66.1
Mumbai	31.2
Chennai	24.0
Agra	22.8
Hyderabad	16.0
Vellore	11.4
Calcutá	9.8

ETIOLOGIA

O tabaco é a causa mais importante de morbilidade evitável e de mortalidade precoce em muitos países. Os casos de cancro relacionados com o tabaco constituem 48,2% nos homens e 20,1% nas mulheres do total de cancros registados anualmente na Índia[59]. Existem boas provas de que o tabaco, sob todas as formas, incluindo o tabaco contido no rapé e no betel quid (uma mistura de ingredientes que inclui folha de bétel, noz de areca, cal apagada e tabaco, que é batido em folha de bétel e mastigado), é cancerígeno no trato aerodigestivo superior, que inclui a boca, e é largamente responsável pela elevada incidência de cancro oral nos países do sul da Ásia[60,61].

Haribhakti *et al* observaram 49% de cancros da mucosa bucal, 20,6% do alvéolo inferior, 5,2% da língua e 6,2% dos cancros do lábio. A maior incidência de cancros da gengiva inferior e da mucosa bucal está relacionada com o hábito de manter o tabaco em pó no sulco gengivo-bucal durante longas horas.[62]

A mastigação de tabaco é um dos factores mais importantes implicados na causa do cancro oral e há sempre um acompanhamento de uma ou outra lesão pré-cancerosa sob a forma de leucoplasia, fibrose submucosa oral. O tabagismo também foi identificado como um fator de risco no desenvolvimento do cancro oral[63, 64,65].

A Organização Mundial de Saúde estimou que 90% dos cancros orais entre os homens na Índia poderiam ser atribuídos ao consumo de tabaco.[66] Uma campanha de saúde pública bem sucedida para reduzir o consumo de tabaco também reduziria a incidência desta doença, como foi demonstrado na Índia.[67]

Estima-se que aproximadamente 75% de todos os tumores malignos orais nos Estados Unidos são atribuíveis ao consumo de tabaco ou de álcool, ou a ambos.

Existem provas bastante convincentes de que o álcool é também um agente cancerígeno e actua em sinergia com o tabaco[68, 69].

Estudos de caso-controlo nos Estados Unidos e no Canadá documentaram um aumento de quatro vezes ou mais nas mortes por cancro oral entre os fumadores e os consumidores de álcool, em comparação com a população em geral. Schmidt W *et al* descobriram que a betel quid também tem sido associada ao cancro oral.[70] A noz de bétel ou o piper betel contém cerca de 1% de safrole, um possível carcinogéneo humano.[71]

A mastigação de pan com ou sem tabaco está associada a um risco acrescido de cancro oral. Um estudo do Paquistão identifica um efeito independente do pan sem tabaco na causa do cancro oral[72].

O rapé, que é tabaco em pó fino, é utilizado principalmente no sudoeste dos Estados Unidos e provoca o cancro do rapé. Geralmente, é mantido no vestíbulo bucal ou no sulco labial e provoca um carcinoma verrucoso de células escamosas ou um carcinoma invasivo de células escamosas. Outro tipo de tabaco utilizado na Arábia Saudita é o "shamma", que é uma mistura de tabaco finamente pulverizado, carbonato de cal, cinzas, pimenta preta, óleos e aromatizantes, e que também está associado à causa do cancro oral.[73]

A exposição prolongada à luz solar tem sido sugerida como um dos principais factores que contribuem para o desenvolvimento do carcinoma dos lábios[74].

Baker *et al* referiram que a exposição prolongada à luz solar (luz ultra-violeta) foi sugerida como um dos principais factores que contribuem para o desenvolvimento do carcinoma do lábio.[75]

A má higiene oral e dentária pode ser um fator etiológico no desenvolvimento do cancro da cavidade oral. O vírus do papiloma humano, especialmente o HPV 16 e 18, pode desempenhar um papel importante na transformação maligna do carcinoma espinocelular oral.[76] Também o EBV, o líquen plano e a fibrose submucosa oral estão associados a um risco acrescido de malignidade oral.[77,78]

Embora seja reconhecida uma lesão pré-maligna (displasia epitelial), muitos cancros orais não passam por uma fase pré-maligna. Nem todas as lesões pré-malignas se tornam malignas; algumas regridem.[79] As lesões pré-malignas mais comuns são a leucoplasia, a eritroplasia e a melanoplasia. 0,13 a 6% das lesões de leucoplasia acabam por evoluir para malignidade.

O risco aumentou entre os indivíduos que consumiam carne duas ou mais vezes por semana. Os factores dietéticos que têm um efeito protetor contra o cancro oral são o beta-caroteno, o ácido ascórbico (Vit C), o consumo frequente de peixe, ovos, vegetais verdes crus, vegetais crucíferos, cenouras, leguminosas, maçãs ou pêras, citrinos e o consumo global de vegetais e frutas diminuem o risco de cancro oral.[80]

Os homens, mas não as mulheres, que praticavam sexo oral, tinham um risco acrescido de cancro oral. As mulheres com mais de um parceiro sexual durante a vida apresentavam um risco acrescido de cancro oral.[81] Algumas causas genéticas, como a expressão aberrante de bcl-2 e a perda da função do p53, podem desempenhar um papel importante na génese tumoral dos cancros orais, permitindo escapar à apoptose e possibilitando a ocorrência de alterações genéticas adicionais.[82]

Campisi *et al* estudaram a população italiana e encontraram o consumo de álcool em 73% dos casos, o consumo de tabaco em 58,5% dos casos e o tabagismo em 96% dos casos.[(8]

LEITURA COMPLEMENTAR

28. Organização Mundial de Saúde. Relatório sobre a Saúde Oral no Mundo 2003. Melhoria contínua da saúde oral no século XXI - A abordagem do Programa Mundial de Saúde Oral da OMS.

29. Relatório da base de dados Globocan 2002 OMS IARC Lyon, França.

30. Langdon JD. Cancro oral - O comportamento e a resposta ao tratamento de 194 casos. J Maxillofac Surg. 1977; 5: 221-237.

31. Hindle I, Downer MC, Speight PM. A epidemiologia do cancro oral. Br J Oral Maxillofac Surg. 1996; 34: 471-76.

32. Cown CG, Gregg AT, Kee F. Trends in the incidence of histologically diagnosed oral squamous cell carcinoma in Northern Ireland 197589. Br Dent J. 1992;173:231-3.

33. Plesko I, Macfarlane GJ, Evstifeeva JV, Obsitnikova A, Kramarova E. Oral and pharyngeal cancer incidence in Slovakia (Incidência de cancro oral e da faringe na Eslováquia). Int J Cancer. 1994; 56: 1-6.

34. Depue RH. Aumento da mortalidade por cancro da língua em jovens brancos do sexo masculino. The New Eng J Med. 1986; 315: 647-49.

35. Burzynski NJ, Flynn MB, Faller NM, Ragsdale. Squamous cell carcinoma of the upper aerodigestive tract in patients of 40 years of age and younger (Carcinoma de células escamosas do trato aerodigestivo superior em pacientes com 40 anos de idade ou menos). Oral Surg Oral Med Pathol. 1992; 74: 404-08.

36.	Mackenzie J, Ah-Sac K, Thakker N, Sloan P. Aumento da incidência de cancro oral entre os jovens. Qual é a etiologia? Oral Oncol. Eur J Cancer. 2000; 36: 387-89.

37.	Steward BW, Kleihues P. Relatório Mundial sobre o Cancro, Lyon: Agência Internacional de Investigação do Cancro da OMS. 2003.

38.	Organização Mundial de Saúde. Health Situation in the South-East Asia Region 1998-2000 (Situação sanitária na região do Sudeste Asiático 1998-2000). Nova Deli: Relatório do Gabinete Regional da OMS para o Sudeste Asiático. 2002.

39.	Johnson NW et al. Oral Cancer- Is it more common than cervical? Br Dent J. 1991; 170: 170-17.

40.	Tsukuda M, Ooishi K, Mochimatsu I, Sato H. Carcinoma da cabeça e do pescoço em doentes com idade inferior a quarenta anos. Jap J Cancer Res. 1993; 84: 748-52.

41.	Lidstadt ST. Aetiopatologia e tratamento do cancro oral. Am J Surg. 1983; 146: 456-61.

42.	Bhurgri Y. Padrões de cancro na divisão de Karachi (1998-1999). J Pak Med Assoc. 2002; 52(6): 244-6.

43.	Johnson NW, Warnakullasuraiya K. Epidemiology and etiology of oral cancer in the United Kingdom (Epidemiologia e etiologia do cancro oral no Reino Unido). Community Dent Health. 1993; 10(suplemento 1): 13-29.

44.	Macfarlane GJ, Boyle P. Rising mortality from cancer of the tongue in young Scottish men. Lancet. 1987; 2: 912.

45.	Macfarlane GJ, Boyle P, Scully C. Oral cancer in Scotland-The return of an old public health problem (Cancro oral na Escócia - o regresso de um velho problema de saúde pública). Cancer-Causes and Control. 1992; 5: 259-65.

46.	Parkin DM et al. Cancer incidence in five continents, Vol.VII, IARC Scientific publications no.143, Lyon 1997.

47.	Sankaranarayanan R. Oral caner in India-An epidemiologic and clinical review. Oral Surg Oral Med Oral Path. 1990; 69: 325-330.

48.	Iype EM, Mathew A, Thomas G. Oral cancer among patients under the age of 35 years. J Postgrad Med. 2001; 47: 171.

49.	Sen U, Sankaranarayanan R. Cancer patterns in eastern India-The first report of the Kolkata cancer registry. Int J Cancer. 2002; 100(1): 8691.

50.   Rao YN, Gupta S. National cancer control programme-Current status and strategies. Programa nacional de controlo do cancro. 2002: 41-47.

51.   Lipkin A. Carcinoma de células escamosas da cavidade oral, faringe e laringe em adultos jovens. Laryngoscope. 1985; 95: 790-793.

52.   Mahbubi E. The epidemiology of oral cavity,pharyngeal and esophageal cancer outside North America and Western Europe (A epidemiologia do cancro da cavidade oral, da faringe e do esófago fora da América do Norte e da Europa Ocidental). Cancro.1977; 40: 1879-86.

53.   Winn DM, Blott WJ, Shy CM, Pickle LW, Talledo Faeimen JF. Snuff dipping and oral cancer among young women in Southern United States. N Eng J Med. 1981; 304: 745-49.

54.   Spitz MR, Fueger JJ, Goepfert H. Squamous cell carcinoma of the upper aerodigestive tract-A case control analysis. Cancer. 1988; 61: 203-08.

55.   Franco LE, Kowalski LP, Oliviera BV, Curado MP, Perelra RN, Silva ME et al. Factores de risco para o cancro oral no Brasil - Um estudo de caso-controlo. Int J Cancer. 1989; 43: 992-1000.

56.   Fitzpatrick TM, Blair EA. Upper airway complications of smoking. Clin Chest Med. 2000; 21: 147-57.

57.   Woolger, Scott et al. Prediction of cervical lymph node metastasis in squamous cell carcinoma of the tongue and floor of mouth. Head Neck Surg. 1995; 17: 463.

58.   Kuriakose M, Sankaranarayanan M et al. Comparação do carcinoma espinocelular oral em doentes mais jovens e mais velhos na Índia. Eur J Cancer Oral Oncology. 1992; 28(2): 113-20.

59.   Dharkar D. Oral cancer in India-need for fresh approaches (Cancro oral na Índia - necessidade de novas abordagens). Cancer Detect Prev. 1988; 11(3-6): 267-70.

60.   Gajalakshmi CK, Ravichandran K, Shanta V. Cancros relacionados com o tabaco em Madras, Índia.
Eur J Cancer Prev. 1996; 5(1): 63-8.

61.   Sankaranarayanan R, Nair MK, Mathew B, Balaram P, Sebastian P, Dutt SC.

Recentes

resultados da investigação sobre o cancro oral em Kerla, Índia. Head Neck Surg. 1992; 14(2): 107-12.

62.	Iype EM, Pandey M, Mathew A, Thomas G, Nair MK. Cancro de células escamosas da mucosa bucal em adultos jovens. Br J Oral Maxillofac Surg. 2004; 42(3): 185-9.

63.	Haribhakti VV, Mehta AR. Ressecções compostas para cancros orais - Experiência com 97 casos consecutivos. Indian J Cancer. 1990; 27(4): 195-202.

64.	Vainio H, Wilbourn J. Identificação de agentes cancerígenos no âmbito do programa de monografias do IARC. Scand J Work Environ Health. 1992; 18(1): 64-73.

65.	Paymaster JC. Cancro da mucosa bucal. Cancer. 1956; 3: 431-36.

66.	Dikshit RP, Kanhere S. Tobacco habits and risk of lung,

cancro da orofaringe e da cavidade oral - um estudo de controlo de casos baseado numa população em Bhopal, Índia. Int J Epidemiol. 2000; 29: 609-14.

67.	Organização Mundial de Saúde-Controlo do cancro oral nos países em desenvolvimento: relatório de uma reunião da OMS. Organização Mundial de Saúde. 1984; 62: 817-30.

68.	Gupta PC et al. Effect of cessation of tobacco use on the incidence of oral mucosal lesions in a 10-yr follow-up study of 12,212 users. Oral Disease. 1995; 1: 54-58.

69.	Choi SY, Kahyo H. Effect of cigarette smoking and alcohol consumption in the etiology of cancer of the oral cavity. Int J Epidemiology. 1991; 20: 878-85.

70.	Rothman K, Keller A. The effect of joint exposure to alcohol and tobacco in risk of cancer of the mouth and pharynx (O efeito da exposição conjunta ao álcool e ao tabaco no risco de cancro da boca e da faringe). J Chronic Disease. 1972; 25: 711-716.

71.	Schmidt W, Popham RE. The role of drinking and smoking in mortality from cancer and other causes in male alcoholics. Cancer. 1981; 47: 1031-41.

72.	Ko YC. A mastigação de betel quid, o consumo de cigarros e de álcool relacionados com o cancro oral em Taiwan. J Oral Pathol Med. 1995; 24: 450-3.

73. Merchant A. Paan sem tabaco - Um fator de risco independente para o cancro oral. Int J Cancer. 2002; 98: 440-445.

74. Allard WF. Tabaco sem fumo (Shamma) e cancro oral na Arábia Saudita. Community Dent Oral Epidemiol. 1999;27:398-405.

75. Spitz MR. Epidemiologia e factores de risco do cancro da cabeça e do pescoço. Seminários de Oncologia. 1994; 21: 281-8.

76. Baker SR, Krause CJ. Carcinoma de lábio. Laryngoscope. 1980; 90: 19.

77. Balaram P. Oral cancer in southern India-the influence of smoking, drinking, paan-chewing and oral hygiene (Cancro oral no sul da Índia - a influência do tabaco, da bebida, da mastigação de paan e da higiene oral). Int J Cancer. 2002; 98(3): 440-445.

78. D'Costa J. Epstein-Barr virus in tobacco-induced oral cancers and oral lesions in patients from India. J Oral Pathol Med. 1998; 27(2): 78-82.

79. Silverman S. Oral lichen planus update-clinical characteristics, treatment response, and malignant transformation. Am J Dent. 1997; 10: 259-263.

80. Gupta PC. Epidemiologic characteristics of treated oral cancer patients detected in a house-to-house survey in Kerala, India. Indian J Cancer. 1986; 23: 206-211.

81. Gupta PC. Influência dos factores dietéticos nas lesões pré-cancerosas orais num estudo caso-controlo de base populacional em Kerala, Índia. Cancer. 1999; 85: 1885-93.

82. Nandakumar A. Oral cancer in Southern India-the influence of body size, diet, infections and sexual practice (Cancro oral no Sul da Índia - influência do tamanho do corpo, dieta, infecções e prática sexual). Eur J Cancer Prev. 2003Apr; 12(2): 135-43.

83. Teni T. Expressão de Bcl-2 e Bax em cancros orais induzidos pelo tabaco de mascar e em lesões orais da Índia. Pathol Oncol Res. 2002; 8(2): 109-114.

84. Campisi G, Margiotta V. Lesões da mucosa oral e hábitos de risco entre homens numa população de estudo italiana. J Oral Pathol Med. 2001; 30: 2228.

CAPÍTULO - IV
EXAME, AVALIAÇÃO E ESTADIAMENTO DA DOENÇA

Apresentações diversas:

Eritroplasia e eritroleucoplasia: A lesão eritroleucoplásica é uma lesão granular, de cor vermelha aveludada, com áreas pontilhadas ou irregulares de mucosa ou queratina normais no interior ou na periferia da lesão (leucoplasia salpicada). A lesão puramente vermelha (eritroplasia) é lisa. Tem um potencial de malignidade muito maior do que a leucoplasia e muitas já são carcinomas in situ.[84]

A apresentação clínica mais precoce e consistente do carcinoma espinocelular é a lesão vermelha persistente ou mista de vermelho e branco. Trata-se de uma lesão de aparência inócua, inflamatória, atrófica e com alteração da mucosa, com ou sem componente queratinizado[85].

Leucoplasia: clinicamente, é uma mancha branca na boca ou nos lábios. Não pode ser removida e surge sem causa aparente, sendo considerada pré-maligna, mas a taxa de evolução para malignidade no mundo ocidental é comparativamente lenta, sendo que apenas 0,13 a 6% acabam por se tornar malignas.[86] Até 8% das lesões leucoplásicas demonstraram carcinoma espinocelular invasivo.[87]

Fibrose submucosa oral (OSMF): É uma fibrose progressiva da mucosa oral que resulta na limitação da abertura da boca. Caracteriza-se por uma rigidez da mucosa de intensidade variável devido à transformação fibroelástica do tecido conjuntivo epitelial justaposto. Bandas fibrosas palpáveis sobre a mucosa bucal, área retromolar e rima oris são diagnósticas. A abertura da boca é limitada, sendo impossível em casos graves. A OSMF é uma condição pré-cancerosa de alto risco. Um estudo relatou que 7,6% dos casos de fibrose submucosa oral tornam-se malignos num período de 17 anos.[88]

Líquen plano: É uma doença da pele e da mucosa que se manifesta por um padrão de renda branco e peludo na mucosa bucal. Alguns otorrinolaringologistas consideram que tem potencial para transformação maligna, sendo que apenas 4% destas lesões se tornam malignas [89].

CÂNCER ORAL A aparência mais comum do cancro oral é a de uma úlcera com um rebordo elevado e enrolado, que parece endurecido à palpação. Nalguns casos, a lesão pode ser elevada sem ulceração e pode haver eritroplasia ou leucoplasia associada à lesão. A maioria dos doentes (60%) queixa-se de uma úlcera ou inchaço. 32% dos doentes apresentam dor, hemorragia, dificuldade em engolir, perda de dentes ou afrouxamento dos dentes, etc. Apenas 8% dos doentes eram assintomáticos. Os sintomas mais frequentes, por ordem decrescente, são os seguintes:[110]

Úlcera ou inchaço intra-oral

Dor intra-oral

Disfagia

Hemorragia da lesão

Nódulo no pescoço

Perda de peso

Afrouxamento ou perda de dentes.

Dor de garganta persistente

VÁRIAS FORMAS E LOCAIS DE CANCRO ORAL

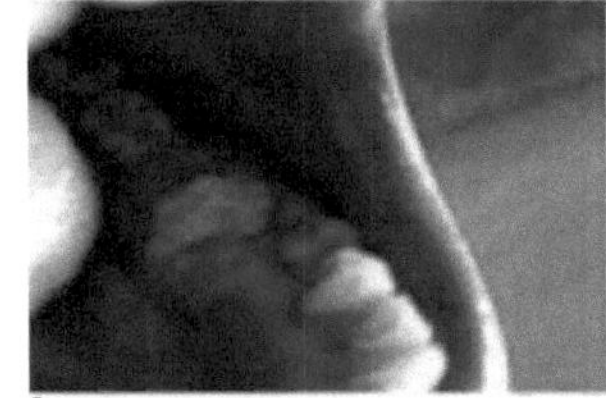

CÉLULA ESQUAMOSA
CARCINOMA DA PARTE INFERIOR
ALVEOLUS

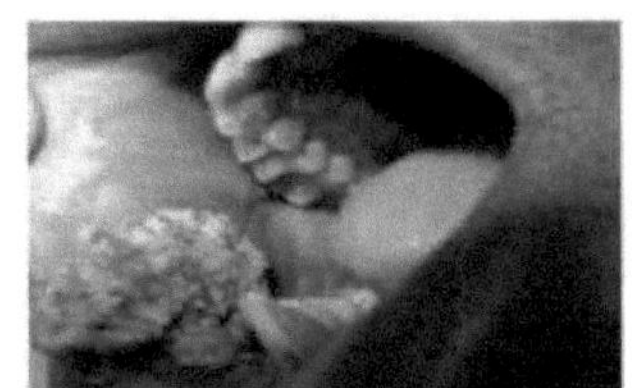

CARCINOMA DA LÍNGUA
LATERAL

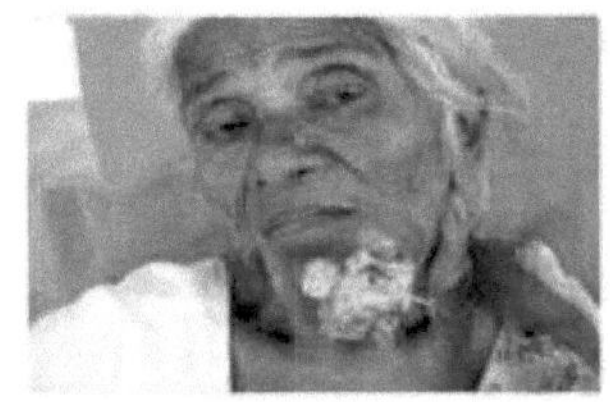

EXTRAORAL
FÚNGICA

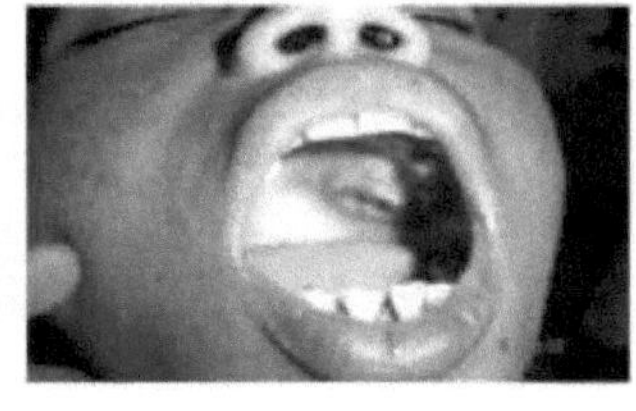

EXOFÍTICO
DA MUCOSA BUCAL

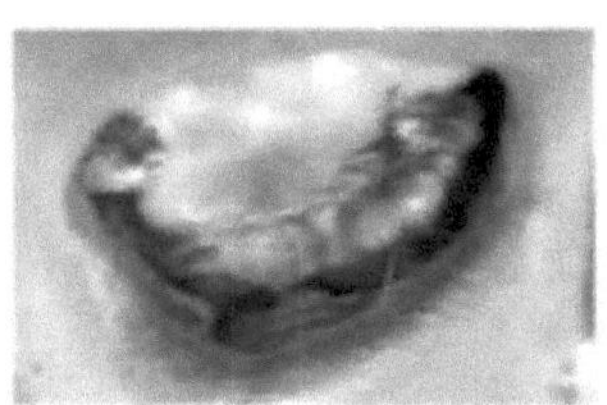

CARCINOMA ALVEOLAR ENVOLVENDO
PAVIMENTO DA BOCA

LESÃO ULCERATIVA
DO PALATO

Patologia macroscópica

Na cavidade oral, ocorrem três padrões morfológicos grosseiros de crescimento do carcinoma de células escamosas: exofítico, ulcerativo, misto e infiltrativo. Os tumores malignos apresentam frequentemente mais do que uma destas manifestações. A forma exofítica é a menos comum, exceto no lábio. Tende a crescer mais superficialmente e metastatiza mais tarde do que os outros tipos. Começa como uma área de epitélio espessado, que se acumula e pode sobressair 1 cm ou mais acima da mucosa circundante. A ulceração ocorre no início do desenvolvimento e torna-se gradualmente profundamente infiltrada nos casos mais avançados.

Moore propôs um sistema TNM no qual correlacionou a espessura do tumor com o prognóstico do doente, em comparação com o tamanho convencional do tumor, e concluiu que, nos cancros verrucosos e verrucosos da mucosa bucal, o prognóstico estava bem relacionado com a medição da profundidade efectuada a partir de uma linha reconstruída da mucosa através da massa do tumor e não estava bem correlacionado com a massa exofítica total do tumor. A estimativa da profundidade antes do tratamento pode tornar o prognóstico mais exato[90].

O tipo ulcerativo é a forma mais comum de carcinoma de células escamosas na cavidade oral.

Começa como uma úlcera redonda ou oval com uma base cinzenta e desgrenhada que sangra rapidamente. Tem maior tendência para uma infiltração rápida e, normalmente, tem um grau histológico mais elevado do que o tipo exofítico. A úlcera pode eventualmente acumular-se e tornar-se exofítica ou permanecer mais baixa do que a mucosa circundante.

Os tumores malignos infiltrativos são comuns na língua e aparecem inicialmente como uma massa firme ou placa coberta por mucosa. Este tipo de tumor estende-se profundamente nos tecidos subjacentes com uma elevação mínima da mucosa circundante. À medida que a neoplasia progride, pode observar-se ulceração e manifestação exofítica.

O crescimento ulcerativo, ou seja, o tipo de crescimento infiltrativo, tem uma frequência mais elevada de metástases mais precoces do que o tipo de crescimento exofítico.[91,92]

A incidência de metástases linfonodais cervicais foi maior entre os carcinomas de língua do tipo invasivo / ulcerativo, e foi menor entre o tipo superficial e o tipo exofítico / nodular.[93]

Takahiro Asakage *et al* verificaram que a incidência de metástases cervicais após cirurgia para carcinoma da língua nos estádios I e II é de 30-40%.[94]

O carcinoma verrucoso é uma variedade claramente definida, mas pouco comum, do carcinoma de células escamosas.

O tumor tem um aspeto verrucoso, volumoso, elevado e fungoso. Pode crescer consideravelmente através de disseminação lateral e não invadir profundamente o tecido subjacente. O carcinoma verrucoso tem um comportamento biológico indolente e não metastatiza.

DIAGNÓSTICO DO TUMOR PRIMÁRIO

Biópsia:

Não se deve proceder ao tratamento da lesão antes de se dispor de confirmação histológica da malignidade. A amostra de biopsia deve incluir a lesão patológica com tecido normal circundante. As áreas de necrose devem ser evitadas, uma vez que podem não ser de diagnóstico. Deve também ter uma profundidade suficiente para revelar qualquer invasão de tecidos mais profundos. Em áreas de lesões suspeitas, é necessária a recolha de amostras de tecido de mais do que um local para minimizar a possibilidade de um relatório falso negativo. Não é aconselhável efetuar uma biopsia excisional. Uma vez que os carcinomas se encontram muitas vezes profundamente infiltrados, a tentativa de biópsia excisional não consegue muitas vezes obter uma remoção mais profunda e proporciona margens inadequadas de tecido transparente. O tratamento cirúrgico subsequente pode ser difícil, uma vez que a área foi mutilada. A maioria das lesões orais tem acesso suficiente para permitir a biópsia enquanto o paciente está consciente. Em alguns casos, a anestesia tópica pode ser adequada ou podem ser utilizados bloqueios nervosos. A filtração adjacente à lesão deve ser evitada em casos de acesso restrito e para massas em tecidos mais profundos, em que a anestesia geral proporciona uma oportunidade para efetuar a biopsia e para uma boa avaliação clínica da lesão[111].

AVALIAÇÃO DA INVASÃO MANDIBULAR

OPG (Ortopantomograma):

É uma técnica radiográfica para produzir uma única imagem das estruturas faciais que inclui os arcos maxilar e mandibular e as suas estruturas de suporte. As lesões malignas são mais susceptíveis de produzir lesões radiolucentes dos maxilares com margens mal definidas e irregulares. A radiografia panorâmica é frequentemente utilizada como radiografia preliminar em caso de suspeita de lesão maligna dos maxilares. As suas principais vantagens são 1) ampla cobertura anatómica 2) baixa dose de radiação para o doente 3) pode ser utilizada em doentes incapazes de abrir a boca.

Chandra SS afirmou que um ortopantomograma da mandíbula é um preditor preciso, fiável e rentável do envolvimento ósseo, exceto no caso de lesões do arco central. [112]

Rao LP *et al*, no seu estudo, observaram que a impressão clínica de invasão mandibular apresentava uma sensibilidade de 96% e uma especificidade de 65%, enquanto o exame radiológico OPG tinha uma sensibilidade de 92% e uma especificidade de 88%. Quando considerados em conjunto, os exames clínicos e radiológicos foram capazes de detetar todos os casos de invasão óssea, mas a especificidade foi de apenas 58%. A terapia cirúrgica agressiva, nomeadamente a ressecção segmentar ou hemi-ressecção da mandíbula, justifica-se no caso de tumores do alvéolo inferior com invasão óssea definitiva.[113]

TAC (Tomografia Computorizada):

A TAC é útil para avaliar o tumor primário. Pode indicar o tamanho, a forma e a extensão do tumor primário. Com a ajuda da TAC, é possível efetuar uma reconstrução 3D da imagem e interpretá-la. A imagem é reconstruída através da montagem de várias secções, como axial, sagital e coronal. As lesões malignas produzem lesões radiolucentes dos maxilares com margens irregulares e mal definidas, que podem ser apreciadas na tomografia computorizada. É um método preciso e fiável de prever o envolvimento ósseo e dos tecidos moles.

AVALIAÇÃO DOS GÂNGLIOS CERVICAIS

O fator prognóstico mais importante no carcinoma de células escamosas da cavidade oral depende da presença de doença metastática nos gânglios linfáticos regionais. A avaliação pré-operatória dos nódulos cervicais tem influência no prognóstico do cancro oral.

Os gânglios linfáticos regionais na malignidade oral podem ser avaliados por vários meios, incluindo a avaliação clínica, a USG do pescoço, a FNAC guiada por USG, a TAC, a RMN, a PET, a biópsia intra-operatória do nódulo sentinela, etc.

Exame clínico:

O diagnóstico clínico de metástases nos gânglios linfáticos cervicais é efectuado há muito tempo por palpação do pescoço. No entanto, a palpação continua a ser o método de avaliação preferido e continua a ser considerada a norma de ouro pela qual outros meios de avaliação podem ser avaliados.

Os gânglios cervicais são avaliados clinicamente com base em vários critérios, como o número, o tamanho, a forma, a consistência e a fixidez, etc. No entanto, mesmo por mãos experientes, não é uniformemente fiável na avaliação da doença metastática regional, uma vez que pode ocorrer doença oculta no pescoço em até 50% dos doentes e a taxa de falsos negativos varia entre 0% e 77%.[114]

A questão de saber se o número absoluto de gânglios linfáticos positivos influencia a sobrevivência continua a ser controversa. Alguns concluíram que, à medida que o número de gânglios metastáticos aumenta, a taxa de sobrevivência diminui. Outros não encontraram qualquer correlação.[105,116]

O tamanho dos gânglios é também um potencial indicador de prognóstico, uma vez que quanto maior for o gânglio maior é a probabilidade de albergar o tumor e de apresentar ECS.[117]

O exame clínico, ou seja, a palpação, tem uma taxa de falsos positivos entre 15% e 65%, que a maioria dos autores menciona como sendo de 25%, e uma taxa de falsos negativos entre 10% e 15%.[12] Também tem uma sensibilidade, especificidade e exatidão baixas em comparação com outras modalidades de investigação. Gary Ross *et al* descobriram que a USG, quando comparada com o exame clínico, tinha uma sensibilidade de 47,63% contra 43,75%, uma especificidade de 77,78% contra 25% e uma exatidão de 61,54% contra 38,9%.[13]

A palpação tem uma falibilidade de 20%-30% na deteção de metástases nos nódulos do pescoço cervical.[14]

No pescoço clinicamente N0, existem grandes probabilidades de metástases ocultas. De acordo com Christopher J. O'Brien, existem 30% de metástases nodais em pescoço clinicamente N0.[15] Hao SP e Tsang NM, no seu estudo sobre o papel do esvaziamento cervical supra-omo-hióideo em doentes com carcinoma da cavidade oral, estudaram 140 doentes com carcinoma da orelha 1 e pescoço clinicamente negativo, que foram submetidos a SOHND electiva, e descobriram que trinta e quatro (34,3%) doentes tinham metástases cervicais ocultas.[16]

Aproximadamente 30% dos doentes com carcinoma da cabeça e pescoço em fase inicial, com pescoço clinicamente negativo, apresentam metástases nodais por análise histológica. Por conseguinte, o conhecimento dos nódulos positivos no pré-operatório permite ao cirurgião planear alternativas terapêuticas.

A taxa de diagnóstico falso negativo de um pescoço sem evidência clínica de envolvimento é de 15%-30%. A incidência de metástases ocultas nos gânglios linfáticos cervicais depende dos seguintes factores do tumor primário: 1. local 2. tamanho 3. estádio T 4. profundidade de infiltração 5. grau histológico do tumor 6. localização, anterior versus posterior. Quase metade dos nódulos com metástases ocultas têm ECS. Por conseguinte, afigura-se prudente identificar os doentes que albergam doença metastática, uma vez que pode haver ECS nestas metástases ocultas. [8,118]

Tal como na malignidade oral, os nódulos cervicais estão, na maioria das vezes, aumentados devido a infeção e não devido a malignidade. Foi referido que até 50% dos gânglios dissecados na histopatologia podem ser inflamatórios. E é difícil decidir clinicamente se os gânglios aumentados são malignos ou reactivos [17].

A presença de adenopatia em doentes com cancro da cabeça e pescoço pode, no entanto, ser o resultado de uma inflamação subjacente em até 50% dos casos.[17] 20-40% dos nódulos de tamanho normal podem albergar metástases.[19]

Outros factores também afectam a capacidade do médico para palpar doenças subtis.

A doença na região cervical posterior e média do pescoço é mais facilmente palpável do que a doença nos níveis I e II. O pescoço obeso e a radiação prévia contribuem para as dificuldades de diagnóstico físico.

Por conseguinte, é necessária uma outra modalidade de investigação para detetar com precisão o nódulo metastático no pescoço e para o correto estadiamento da doença no pré-operatório.

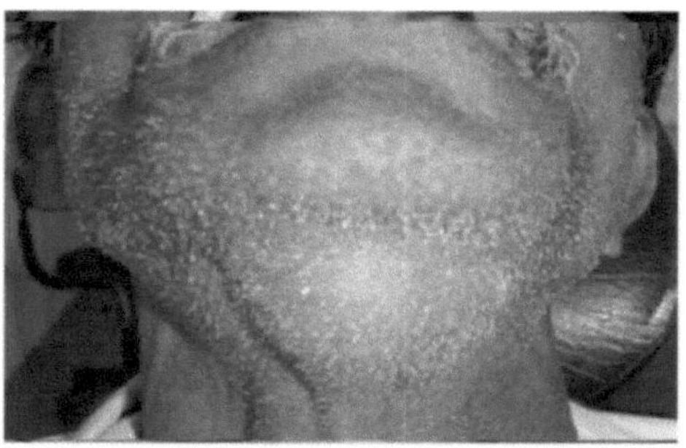

NÓDULO SUBMENTAL AUMENTADO

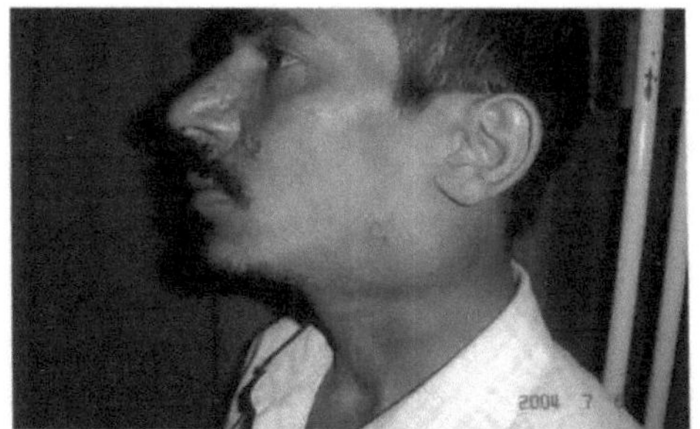

NÓDULO JUGULODIAGÁSTRICO AUMENTADO

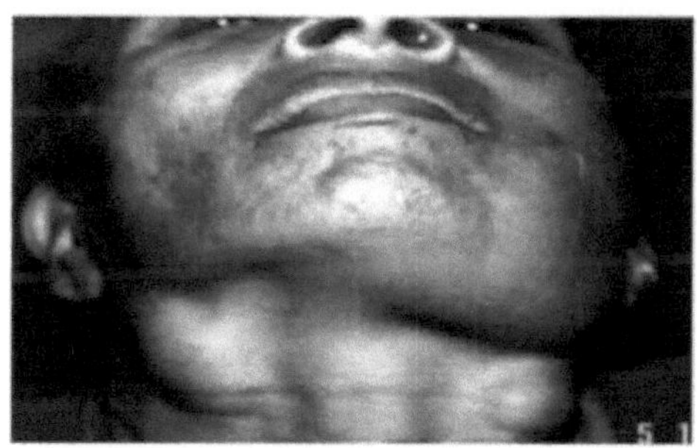

GÂNGLIOS CERVICAIS BILATERAIS AUMENTADOS

Ultrassonografia (USG)

A maioria dos estudos envolvendo o exame ultrassonográfico das massas cervicais demonstrou que esta técnica é superior à palpação na deteção e quantificação de metástases linfonodais cervicais.[119,120]

A identificação de adenopatia metastática é o principal objetivo da imagiologia ultrassonográfica dos gânglios linfáticos. A avaliação pré-operatória dos gânglios linfáticos cervicais é importante para o estadiamento. E determina frequentemente as melhores abordagens de tratamento do cancro da cabeça e do pescoço. A presença de adenopatia em doentes com cancro da cabeça e do pescoço pode, no entanto, ser o resultado de uma inflamação subjacente em até 50% dos casos.[17,121] Por outro lado, 20-40% dos nódulos de tamanho normal podem albergar metástases.[19]

A USG surgiu como uma técnica precisa de identificação de nódulos suspeitos que requerem uma PAAF guiada por USG. Foram estabelecidos critérios de ultrassom para nódulos malignos e benignos. Estes critérios incluem o tamanho, a forma, a ecogenicidade, a necrose central, a disseminação extracapsular, o índice de arredondamento e o estado do hilo, etc. Na avaliação da adenopatia cervical por USG, são avaliados os seguintes parâmetros.

Dimensão: O tamanho é tipicamente considerado como o diâmetro transversal máximo. EUA tem uma vantagem significativa sobre a tomografia computorizada (TC) porque permite a medição do verdadeiro diâmetro axial e transversal, independentemente da orientação do nódulo em relação ao plano horizontal da TC. Embora o tamanho grande esteja mais frequentemente associado a malignidade, verificou-se que 33% a 71% das metástases nodais tinham um diâmetro transversal máximo inferior a 1 cm; por conseguinte, o critério do tamanho, por si só, deturpará um número substancial de metástases nodais.

Forma: É uma caraterística importante do envolvimento metastático. Os gânglios linfáticos benignos têm uma forma fusiforme alongada. A infiltração maligna começa normalmente no córtex do gânglio linfático. Por conseguinte, os gânglios linfáticos metastáticos tendem a ter uma forma arredondada irregular que se reflecte na diminuição da relação entre os diâmetros longitudinal e transversal (L/S) do gânglio. O rácio L/S superior a 2 é preditivo de doença inflamatória em 84%, enquanto um rácio inferior a 1,5 indica doença metastática em 71%. A capacidade de análise multiplanar do nódulo torna a ecografia uma técnica superior à TC ou à RM na determinação do rácio L/S.

AVALIAÇÃO ULTRA-SÓNICA DE LINFONODOS CERVICAIS

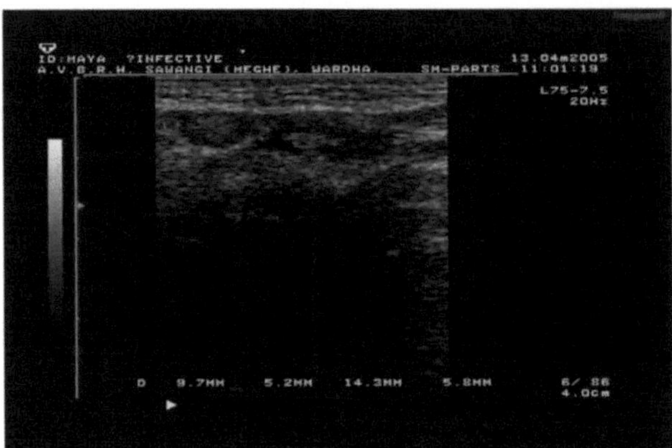

LINFONODO COM HILO MANTIDO

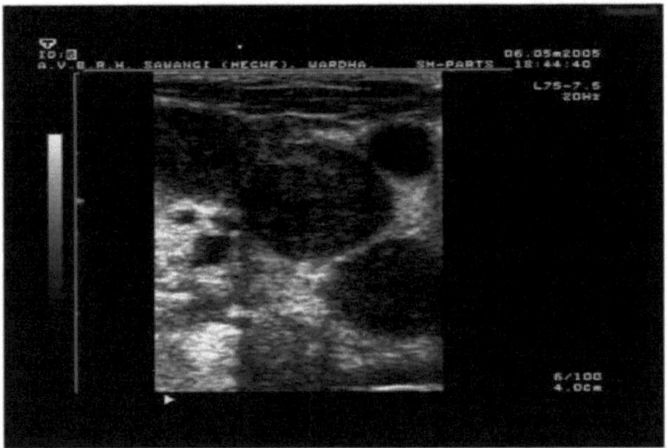

LINFONODO ESFÉRICO COM HILO DESTRUÍDO

Ecogenicidade: O nível de ecogenicidade do nódulo é uma parte formal da avaliação ecográfica. Um gânglio linfático normal é constituído por um córtex fino, homogéneo e hipoecogénico e um hilo proeminente e hiperecogénico. Os nódulos metastáticos têm córtices heterogéneos e mais ecogénicos, enquanto o espessamento cortical excêntrico é sugestivo de envolvimento metastático nodal.

Necrose central: A necrose no nódulo de um doente com cancro é fortemente sugestiva de doença metastática. A necrose coagulativa aparece como uma área hiperecóica. A necrose liquefactiva (quística) é normalmente visualizada como uma área hipoecóica com uma superfície irregular.

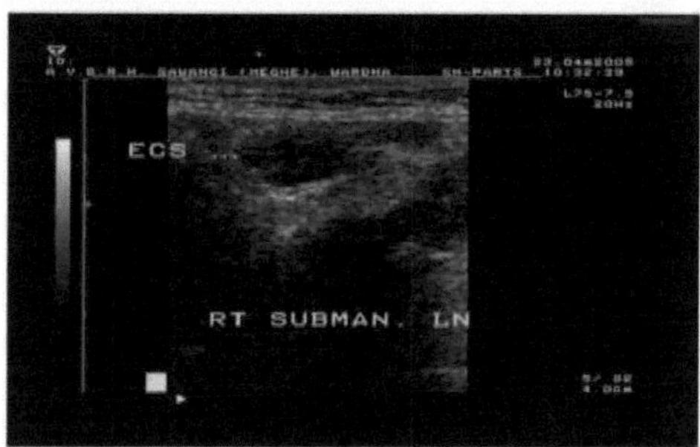

LINFÓIDE ENLARGADO MOSTRADO PROPAGAÇÃO EXTRACAPSULAR

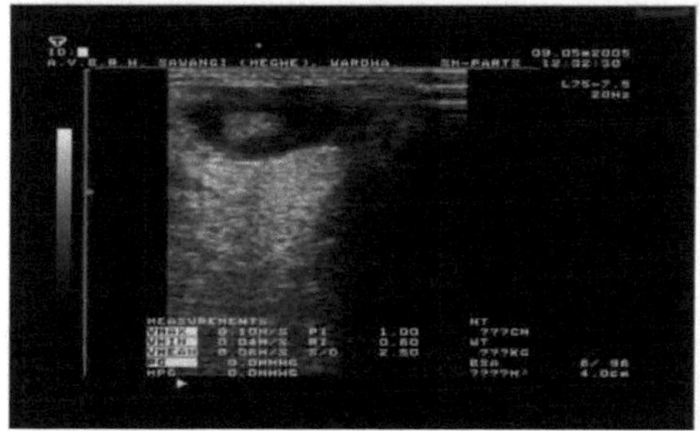

LINFONODO AUMENTADO COM NECROSE CENTRAL

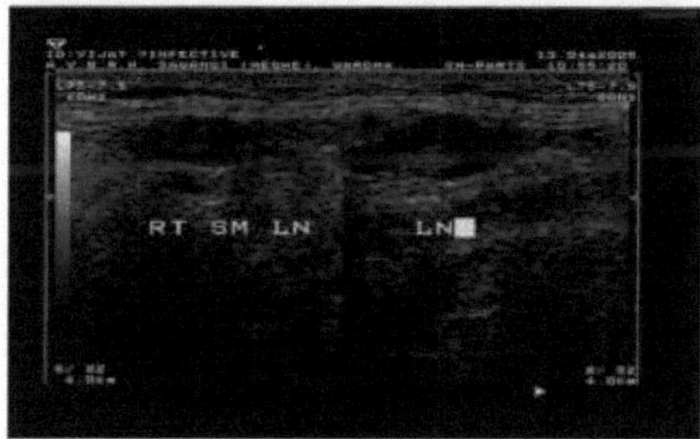

LINFONODO COM CARACTERÍSTICAS DE PERIADENITE E HILO EXCÊNTRICO

Disseminação extra capsular: O gânglio linfático normal tem margens lisas e bem delineadas. No caso de envolvimento metastático, o nódulo torna-se arredondado; as margens do nódulo podem permanecer lisas até às fases avançadas da doença, quando ocorre a extensão extracapsular. Moritz et al, em 2000, observaram que 46% das metástases nodulares tinham margens bem delineadas, enquanto 14% dos nódulos inflamatórios tinham margens mal definidas. Por conseguinte, a imagiologia das margens nodais não permite frequentemente uma diferenciação adequada entre doença nodal benigna e envolvimento maligno. [17]

Hilo do gânglio linfático: Rubaltelli L *et al*, no seu estudo Sonography of abnormal lymph nodes (Sonografia de gânglios linfáticos anormais), referiu que, normalmente, o hilo do gânglio linfático é uma estrutura ecogénica, espessa e localizada centralmente. É formado pela disposição paralela dos seios linfáticos centrais e é um reflexo da arquitetura nodular normal. A invasão maligna do parênquima cortical do nódulo torna o hilo excêntrico, afilado ou, frequentemente, completamente ausente[122]. A exatidão do exame de ultra-sons por si só nunca excede os 70%, mas quando combinado com a citologia aspirativa por agulha fina, a exatidão aumenta para 89%, com uma sensibilidade de 76% e uma especificidade de 100%, que são superiores aos valores correspondentes para a TC e a RM.[121,123]

Os critérios utilizados principalmente para diferenciar os gânglios malignos dos benignos são o tamanho do gânglio linfático (diâmetro axial mínimo) e o agrupamento de três ou mais gânglios linfáticos limítrofes. O diâmetro axial mínimo ideal para distinguir entre gânglios positivos e negativos provou ser de 8 mm para os gânglios linfáticos subdigástricos e de 7 mm para todos os outros tipos de gânglios linfáticos. O padrão de ecogenicidade não pode diferenciar de forma fiável entre os dois.[124]

Brekel *et al* propõe os seguintes critérios para avaliar as metástases cervicais em doentes com um carcinoma primário de células escamosas na cabeça e no pescoço.

1.   Nódulos com um diâmetro axial mínimo de 11 mm ou mais em na região subdigástrica e 10 mm ou mais noutra região portadora de gânglios linfáticos deve ser considerado metastático.

2.   Grupo de três ou mais gânglios linfáticos limítrofes com uma

diâmetro axial mínimo de 9 ou 10 mm na região subdigástrica e de 8 ou 9 mm noutras regiões de drenagem linfonodal do tumor e, na TC, todos os nódulos que apresentem realce irregular e que estejam rodeados por um bordo de tecido tumoral ou linfonodal realçado devem ser considerados metastáticos. Estes critérios tiveram uma sensibilidade de 87% e uma especificidade de 94%.

A vantagem da USG em relação à TC e à RM é o facto de poder ser normalmente repetida durante as consultas de seguimento do doente. Isto é extremamente importante para os doentes que não são submetidos a dissecção electiva. [124]

Citologia aspirativa por agulha fina (FNAC)

A citologia aspirativa por agulha fina tem vindo a desempenhar um papel cada vez mais importante no diagnóstico de tumores malignos da cabeça e do pescoço. A técnica encontra aplicação particular no diagnóstico de massas situadas profundamente, na confirmação de tumor em nódulos cervicais suspeitosamente aumentados e na avaliação de áreas de possíveis doenças recorrentes. A técnica é atractiva por ser fiável e pouco dispendiosa. É também bem tolerada pelos doentes. É introduzida uma agulha na massa alvo e as células são aspiradas. O êxito deste método depende da precisão da colocação da agulha e da fiabilidade do diagnóstico, da competência e da experiência do patologista. Quando combinado com a ultrassonografia, é uma técnica altamente precisa para a investigação de metástases linfonodais cervicais.[21]

A possibilidade de sementeira de células tumorais através do trato da agulha foi amplamente investigada. Verificou-se que não há casos confirmados de disseminação tumoral após esta técnica e a evidência experimental concorda que tal ocorrência é improvável.[125,126,127]

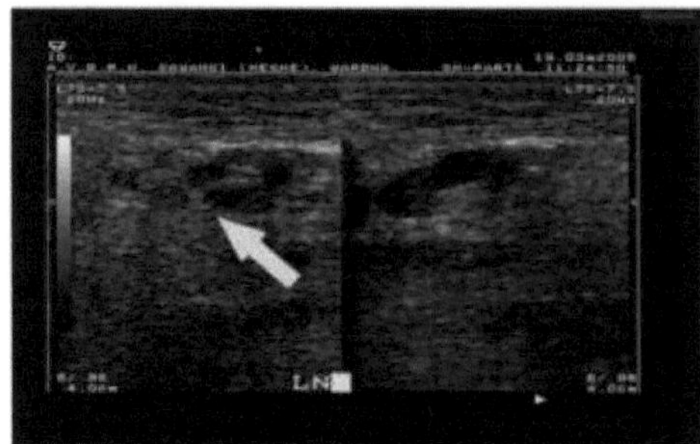

LINFONODO COM CARACTERÍSTICAS DE PERIADENITE

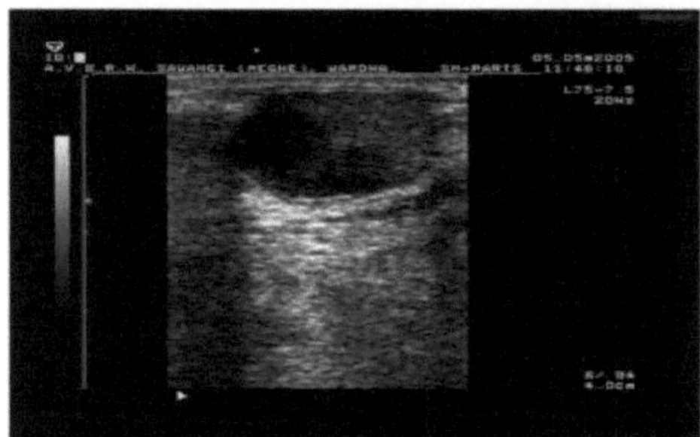

LINFONODO COM NECROSE CENTRAL E HILO DESTRUÍDO

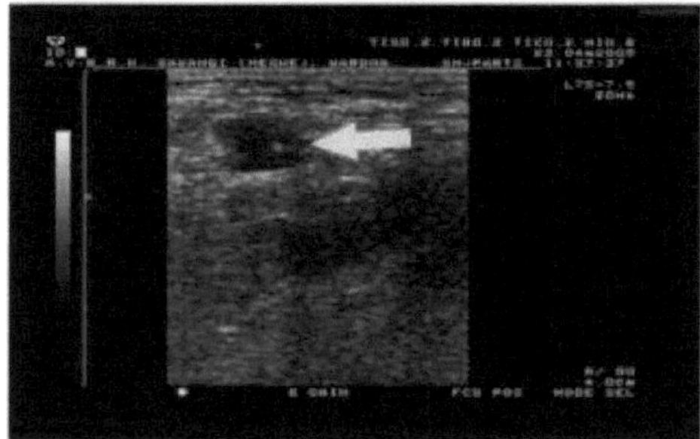

LINFONODO FNAC- GUIADO POR USG COM PONTA DE AGULHA IN SITU

Tomografia computorizada

A tomografia computorizada é útil para avaliar o tumor primário, bem como para avaliar os nódulos do pescoço para detetar metástases. A tomografia computorizada pode indicar o tamanho, a forma (oval ou esferoide) e também se eram homogéneos ou se continham uma radiolucência central.

Michael H. Stevans *et al.*, no seu estudo sobre a tomografia computorizada dos gânglios linfáticos cervicais, confirmaram que a precisão global da tomografia computorizada em relação ao exame clínico na avaliação do pescoço era de 93% contra 73%, respetivamente. [128]

Friedman *et al.* relataram 82% de sensibilidade com o exame físico e 90% com a tomografia computadorizada.[129] Quando combinada com a ultrassonografia, a tomografia computadorizada foi considerada o método mais confiável para a deteção de linfonodos subclínicos por Ishii JI.[130]

Pierre Moreau *et al*, no seu estudo comparativo retrospetivo, afirmaram que a tomografia computorizada oferece poucas vantagens em relação à palpação no pescoço não irradiado e não seria considerada uma ferramenta essencial no estadiamento da doença nodal. [131]

Imagiologia por Ressonância Magnética (MRI)

Peter J Hillsamer *et al* estudaram a exatidão diagnóstica do exame físico por TC e RMN e afirmaram que a TC e a RMN melhoraram a sensibilidade em 84% e 92%, respetivamente, em relação ao exame clínico, que tem uma sensibilidade de 75%[22].

Stuckensen T *et al*, no seu estudo sobre o estadiamento do pescoço em doentes com carcinoma espinocelular da cavidade oral; uma comparação prospetiva de PET, USG, TC e RMN, estudaram 106 doentes e concluíram que a USG tem uma sensibilidade de 84%, uma especificidade de 68% e uma exatidão de 76% (sensibilidade mais elevada). No caso da TC, a sensibilidade é de 66%, 74% e 70% e, no caso da RM, de 64%, 69% e 66%, respetivamente. [11]

Brekel *et al* compararam os resultados histopatológicos pré-operatórios da palpação e da ressonância magnética no que respeita à lateralidade e ao nível dos gânglios linfáticos (I a V). O erro global da palpação na deteção dos lados afectados foi de 32%. As imagens de ressonância magnética com gadolínio actualizaram de forma fiável 60% dos pescoços clinicamente negativos.[121]

Foram efectuados vários estudos comparativos para conhecer a sensibilidade, a especificidade e a precisão destas várias modalidades. Os resultados destes estudos são apresentados em seguida:

Kumao Sako *et al.*, no seu estudo sobre a "falibilidade da palpação no diagnóstico de metástases nos gânglios cervicais", afirmaram que a palpabilidade do gânglio depende da sua localização e consistência num pescoço de tamanho médio, sendo o limite mínimo de palpabilidade de aproximadamente 0,5 cm na área superficial, como a submental e a submaxilar, e de 1 cm na área mais profunda. No seu estudo de avaliação clinicopatológica de 235 tumores malignos da cabeça e do pescoço removidos em continuidade com dissecções do pescoço. O conteúdo de cada esvaziamento cervical foi estudado com o auxílio da limpeza dos gânglios linfáticos. Verificaram que a exatidão do diagnóstico era de 72,3% para os nódulos palpáveis e 72,4% para os não palpáveis. O erro então foi de 27,7% para e 26,6% para linfonodos palpáveis e não-palpáveis, respetivamente. E para as lesões da porção anterior da língua e do assoalho da boca, o erro foi de 35,3%. [132]

Spiro *et al* efectuaram uma análise mais exaustiva de 966 doentes que tinham sido submetidos a esvaziamentos cervicais ipsilaterais, nos quais os seus exames histológicos foram utilizados para verificar a impressão clínica da presença ou ausência de nódulos metastáticos. Relatou uma maior exatidão global, 15% de falsos negativos e 19% de falsos positivos. [117]

Manfredi D, *et al*, no seu estudo sobre o esvaziamento cervical no tratamento do cancro da cabeça e do pescoço em 1162 casos, observaram que a palpação tem uma taxa de falsos positivos entre 15% e 65%, enquanto a maioria dos autores a menciona como sendo de 25%. As taxas de falsos negativos foram encontradas entre 10% e 15%.[12]

Maris C Karabouta *et al.*, no seu estudo sobre a incidência de metástases linfonodais em esvaziamentos cervicais (profilácticos) electivos para o carcinoma oral, referiram que a palpação tem uma falibilidade de 20%-30% na deteção de metástases nos nódulos cervicais. [14]

Spiro RH *et al.*, no seu estudo sobre o valor preditivo da espessura do tumor no carcinoma de células escamosas confinado à língua e ao pavimento da boca, observaram que muitos pescoços contêm tumor após a dissecção, o que não era evidente no exame clínico. A incidência de exames falsos negativos dos nódulos cervicais é superior a 20 por cento[8].

Snow GB *et al*, no seu estudo sobre os factores de prognóstico das metástases nos gânglios cervicais, afirmaram que aproximadamente 40-60% dos gânglios linfáticos positivos apresentam ECS.[99] Isto também varia com o tamanho. Para os nódulos que variam entre 0-1 cm de tamanho, a incidência é de 15-25% e para os de 1-2 cm é de 25-45%. Linfonodos com tamanho maior ou igual a 3 cm apresentam ECS em 75% dos casos. [133] A ECS pode ser demonstrada mesmo em linfonodos muito pequenos. 23% dos linfonodos com <1cm de diâmetro apresentam ECS. [99]

Amsterdam *et al* relataram que a taxa de desenvolvimento de metástases linfonodais foi superior à relatada para pacientes com tamanho semelhante em pacientes mais velhos. [134]

Jean N. Bruneton *et al*, no seu estudo comparativo dos resultados clínicos, da USG e da histopatologia de 100 doentes submetidos a cirurgia, revelaram que o exame clínico tem uma sensibilidade de 78% contra 92,6% para a ecografia. O estadiamento clínico da doença foi modificado em 28% dos casos. A ecografia tem um valor primordial no fornecimento de informações de natureza anatómica, incluindo a deteção de avaliação volumétrica dos gânglios linfáticos subclínicos. [135]

Baatenburg *et al* compararam os resultados da palpação e do exame de ultrassom com o exame histopatológico da doença metastática do pescoço e afirmaram que o exame de ultrassom foi caracterizado por alta sensibilidade, ou seja 96,8%; a especificidade foi de 32,0%. Quando os resultados do se aos achados ultra-sonográficos fosse adicionada a biópsia aspirativa por agulha fina guiada por ultrassom, a especificidade foi de 92,9%. A partir destes resultados, concluiu-se que o exame de ultra-sons com biópsia por *aspiração* com agulha fina é um método preciso de avaliação do pescoço em oncologia da cabeça e do pescoço. [120]

Peter J Hillsamer *et al* estudaram a exatidão diagnóstica do exame físico por TC e RMN e afirmaram que a TC e a RMN melhoraram a sensibilidade em 84% e 92%, respetivamente, em relação ao exame clínico, que tem uma sensibilidade de 75%. [22]

Além disso, a USG-FNAB foi caracterizada por menos aspirações não diagnósticas. Conclui-se que a USG-FNAB é uma técnica fiável para a diferenciação entre nódulos benignos e metástases linfonodais cervicais e pode, portanto, contribuir para uma avaliação mais precisa do pescoço no carcinoma de células escamosas da cabeça e pescoço.

Brekel et al. avaliaram o valor da USG e da USG-FNAC na avaliação de lesões N0 no pescoço e afirmaram que a US isolada era um método pouco fiável para a deteção de metástases linfonodais ocultas; a sua exatidão nunca excedeu 70% (93 de 132), com uma sensibilidade de 60% (32 de 53) e uma especificidade de 77% (61 de 79). Em contrapartida, a PAAF guiada por USG teve uma exatidão de 89% (62 de 70), uma sensibilidade de 76% (25 de 33) e uma especificidade de 100% (37 de 37). Devido à elevada sensibilidade e especificidade da FNAC guiada por US- para a avaliação do pescoço N0, esta modalidade pode desempenhar um papel importante na orientação do tratamento destes doentes no futuro. [136]

Brekel afirmou que a palpação não é exacta na deteção de um pequeno nódulo linfático regional. As técnicas de imagiologia oferecem uma vantagem sobre a palpação. No entanto, continua a ser incerto qual a melhor técnica para uma avaliação exacta dos gânglios do pescoço. A palpação é o método menos exato na avaliação dos gânglios do pescoço. O erro global é de 30%. A USG provou ser o melhor método e a RM foi o segundo melhor método. Com a PAAF por USG, foram detectadas 73% das metástases ocultas. A sensibilidade, a especificidade e a exatidão da palpação são de 0%, 100% e 59%, respetivamente, e a da USG é de 58%, 75% e 68%; a USG FNAC é de 73%, 100% e 86%; a TC é de 49%, 78% e 66% e a RM é de 55%, 88% e 75%. [121]

Vassallo P *et al* estudaram os critérios ultrassonográficos para diferenciar linfonodos benignos e malignos usando a relação do diâmetro longitudinal-transversal (L/T), o hilo central, o alargamento cortical e os critérios de tamanho e observaram que havia diferenças marcantes entre as proporções de linfonodos benignos e malignos em termos de L/T, hilo e córtex; as duas últimas estruturas, no entanto, devem ser interpretadas em conjunto. O alargamento excêntrico do córtex foi observado apenas nos nódulos malignos. A distribuição do tamanho nodal não foi significativamente (P maior que 0,1) diferente para nódulos benignos e malignos. Não foram observadas diferenças entre malignidades nodais primárias e secundárias. Os critérios ecográficos avaliados neste estudo ajudam na diferenciação de gânglios linfáticos superficiais benignos e malignos. [137]

Woolgar concluiu que o envolvimento ordenado e progressivo ("overflow") dos níveis anatómicos foi observado em 85% das dissecções positivas. O "saltar" dos níveis anatómicos II e/ou III foi observado em 10% e o "salpicar" de nódulos em múltiplos níveis sem qualquer foco macroscópico em 5%. Assim, as "vias rápidas" podem explicar a distribuição do carcinoma metastático em 15% dos pescoços positivos.[138]

Byers *et al* relatam que, de todos os doentes com carcinoma da língua, 15,8% tinham metástases de nível IV como única manifestação de doença no pescoço ou o nódulo de nível III era o único nódulo presente sem doença nos níveis I-II. [139]

Haddadin KJ, no seu estudo, afirmou que a taxa de metástases ocultas de nódulos linfáticos para o pescoço é de 18% a 53% dos carcinomas da língua oral T1 a T2, 17% a 37% dos carcinomas do pavimento da boca T1 a T2 e 26% do cancro da mucosa bucal T2 ou superior. [140]

Brekel *et al.* estudaram retrospetivamente os pacientes submetidos a excisão intra-oral de tumores N0 e seguiram-nos com USG-FNAC e afirmaram que o seguimento rigoroso com US-FNAC permite a deteção precoce de recidiva no pescoço. Assim, parece justificar-se uma política de "esperar para ver", desde que seja possível garantir a realização de exames regulares de US-FNAC durante o seguimento. [141]

Koischwitz *et al.*, no seu estudo sobre a "ecografia do pescoço", concluíram que a USG, quando realizada por um examinador experiente, tem uma taxa de precisão de 90% no estadiamento dos gânglios linfáticos cervicais e pode delinear recorrências linfonodais subclínicas. A FNAC de gânglios linfáticos por USG tem uma sensibilidade e especificidade elevadas. E concluíram que, para efetuar uma USG da mais alta qualidade, o examinador deve estar familiarizado com a anatomia da cabeça e do pescoço e ter experiência na interpretação de achados USG anormais[142].

Knappe *et al* efectuaram um estudo comparativo entre a palpação, a USG e a USG-FNAC e afirmaram que a sensibilidade era de 89,2%; a especificidade, de 98,1%; e a exatidão, de 94,5%. Foram obtidos estádios corretos dos nódulos em 52 (93%) dos doentes que utilizaram a PAAF-USG, em comparação com 34 (61%) que utilizaram a palpação.

A ultrassonografia combinada com a PAAF é uma técnica altamente precisa para a investigação de metástases de gânglios linfáticos cervicais. Um diagnóstico mais preciso pode resultar num tratamento mais adequado, particularmente num contexto de recursos limitados. Os nódulos retrofaríngeos, as micro metástases e os nódulos linfáticos com menos de 4 mm são limitações da PAAF-US. A ecografia combinada com a PAAF é uma técnica útil para o estadiamento do cancro da cabeça e pescoço.[21]

D'Souza estudou clinicamente e ultra-sonograficamente os pacientes que foram avaliados quanto à presença de nódulos, ao seu tamanho, forma, mobilidade e possibilidade global de malignidade. Verificou que a USG, quando comparada com o exame clínico, tinha uma sensibilidade de 47,63% contra 43,75%, uma especificidade de 77,78% contra 25% e uma exatidão de 61,54% contra 38,9%. A USG revelou-se valiosa na deteção de nódulos subclínicos, necrose central e disseminação extracapsular; pressão sobre grandes vasos - todos indicadores de disseminação metastática. Por conseguinte, a USG revelou-se eficiente e rentável no pré-operatório, no planeamento do tratamento cirúrgico. [20]

Christopher J. O'Brien estudou a utilização de critérios clínicos isolados no tratamento do pescoço clinicamente negativo em doentes com carcinoma de células escamosas da cavidade oral e orofaringe, com base no local e estádio do cancro primário e na incidência provável de envolvimento nodal microscópico, e observou que as metástases nodais ocultas estavam presentes em 30% dos doentes e que o tratamento seletivo do pescoço clinicamente negativo com base no local e estádio do tumor primário conduziu a uma elevada taxa de controlo regional da doença nesta série. [15]

Hodder SC *et al* no seu estudo sobre a ecografia e a citologia aspirativa por agulha fina no estadiamento dos gânglios linfáticos do pescoço no carcinoma oral de células escamosas. Estudaram prospectivamente 49 doentes com carcinoma espinocelular (CEC) oral, cujos gânglios linfáticos regionais cervicais foram examinados por ultra-sons com ou sem FNAC, e concluíram que a USG, com ou sem FNAC, é uma técnica exacta (86%), sensível (92%) e específica (83%) para a avaliação pré-operatória de metástases linfonodais em doentes com carcinoma espinocelular. [143]

Sajeeda S *et al* o papel da ultrassonografia na gestão de tumores do pescoço e afirmou que o exame clínico e a palpação não fornecem uma avaliação exacta dos nódulos metastáticos. Fornecem informações suficientes para determinar a natureza benigna ou maligna dos nódulos ou para determinar a presença de disseminação extra capsular. Os autores constataram a utilidade da USG de alta frequência na deteção de nódulos cervicais. Recomendaram que a USG fosse efectuada por rotina como parte da avaliação de todas as massas cervicais. É também útil no acompanhamento pós-operatório e pós-radiação de doentes cujos pescoços são difíceis de avaliar. 144

Mikami.Y *et al*, no seu estudo sobre a avaliação ultra-sonográfica de gânglios linfáticos cervicais metastáticos em cancros da cabeça e do pescoço, afirmaram que o melhor critério para avaliar um gânglio metastático na USG era o tamanho, com uma precisão de até 78%. Também utilizaram a ecogenicidade e as margens como outros critérios para decidir os nódulos metastáticos na USG. Observaram que a combinação de USG e critérios de caraterísticas clínicas melhorou a exatidão do diagnóstico para 83%. Concluíram que os métodos de diagnóstico que envolvem uma combinação de vários critérios são mais exactos do que os métodos que envolvem um único critério. [145]

Grotz KA *et al*, no seu estudo intitulado "Does ultrasonographic morphologic staging of lymph nodes in head and neck cancer lend itself to automation?" (O estadiamento morfológico ultrassonográfico dos gânglios linfáticos no cancro da cabeça e do pescoço é passível de automatização? No entanto, o procedimento depende de um examinador experiente e, por conseguinte, requer recursos pessoais mais elevados do que outras técnicas de exame. Além disso, o seu carácter subjetivo leva a possíveis défices de fiabilidade e objetividade. Estudaram 200 imagens ecográficas da região cervical de doentes com carcinoma oral, que foram analisadas de forma semi ou totalmente automática, bem como de forma interactiva, por um software de análise de imagens padrão. Concluíram que o software não identifica corretamente o gânglio linfático sem apoio interativo.[146]

Yuasa K *et al* no seu estudo "tomografia computorizada e ultrassonografia de gânglios linfáticos cervicais metastáticos no carcinoma oral de células escamosas". Estudaram a TC e a USG de 230 gânglios linfáticos metastáticos e 228 gânglios linfáticos benignos em 147 doentes com carcinoma espinocelular oral e compararam os resultados da TC e da USG com os resultados histopatológicos. Concluíram que o valor preditivo positivo da TC foi de 90,8% e o valor preditivo negativo foi de 70,4%, mas 65,7% dos nódulos não foram classificados como malignos ou benignos. O valor preditivo positivo para a USG foi de 96,5% e o valor preditivo negativo foi de 88,1%, 25,5% de todos os gânglios linfáticos não puderam ser classificados como benignos ou metastáticos.[147]

Cramer D, Durham, no seu estudo intitulado "Management of the neck in N0 squamous cell carcinoma of oral cavity", efectuou um estudo retrospetivo de todos os doentes com lesões T1 e T2 com pescoço N0 e concluiu que não se verificaram diferenças significativas no resultado dos 13 doentes com lesões T1 N0 que foram submetidos a dissecção do pescoço. E nos doentes com lesões T2 N0 que foram submetidos a esvaziamentos profilácticos do pescoço, verificou-se uma melhoria da sobrevivência aos 5 anos e uma menor taxa de recorrência nos grupos cujos pescoços foram tratados.[148]

Hayashi T *et al*, no seu estudo sobre a relação entre a espessura do tumor primário no carcinoma da língua e as subsequentes metástases nos gânglios linfáticos. Estudaram 20 doentes consecutivos com carcinoma da língua T1N0M0 e T2N0M0. A espessura do tumor primário foi avaliada com exames de TC helicoidal pós-contraste e os gânglios linfáticos cervicais foram avaliados com exames USG periódicos. Foram calculadas a sensibilidade, a especificidade e a exatidão para metástases cervicais subsequentes. Verificaram que é de 64%, 100% e 75%, respetivamente, e concluíram que os doentes com carcinomas da língua em estádio I e II. Os carcinomas da língua com mais de 5 mm de espessura têm maior probabilidade de desenvolver metástases nos gânglios linfáticos.[149]

Gourin CG *et al* estudaram o tratamento cirúrgico do carcinoma de células escamosas da base da língua. Estudaram retrospetivamente os registos de carcinoma espinocelular da língua não tratado e descobriram que a doença metastática foi demonstrada em 84% dos nódulos cervicais ipsilaterais e em 47% dos nódulos cervicais contralaterais. A metástase oculta foi encontrada em 61% dos pescoços clinicamente N0.[150]

Nieuwenhuis EJ *et al* aplicaram a política de "esperar para ver" aos pacientes que foram submetidos a excisão intra-oral local do tumor para pescoço N0 determinado por USG-FNAC e afirmaram que a política de "esperar para ver" se justifica em caso de USG-FNAC negativo. É necessário um acompanhamento rigoroso com USG-FNAC. A identificação e aspiração do gânglio sentinela é exequível, mas não melhorou a seleção dos gânglios linfáticos. [151]

Finn S, Toner M. no seu estudo sobre o pescoço com nódulo negativo: precisão da avaliação clínica intra-operatória dos gânglios linfáticos para a doença metastática no cancro da cabeça e do pescoço. Afirmaram que a sensibilidade da avaliação intra-operatória dos gânglios linfáticos era de 56% e a especificidade de 70%. E concluiu que, em doentes com nódulos negativos, a avaliação intra-operatória não parece melhorar a precisão do estadiamento. [152]

Krishnamurthy S *et al*, no seu estudo sobre o papel da punção aspirativa por agulha fina guiada por ultra-sons de gânglios linfáticos axilares intermédios e suspeitos no estadiamento inicial do carcinoma da mama, confirmaram que a sensibilidade global da USG-FNAC era de 86,4%, a especificidade era de 100%, a precisão do diagnóstico era de 79,0%, o valor preditivo positivo era de 100% e o valor preditivo negativo era de 67%. [153]

Wierzbicka M estudou os efeitos da ultrassonografia nas alterações pós-operatórias no tratamento dos gânglios linfáticos do pescoço e a melhoria dos resultados a longo prazo em doentes com neoplasia da laringe. Estudaram 737 doentes sem USG do pescoço e 840 doentes com USG do pescoço, que foram submetidos a tratamento para neoplasias orais, e as metástases e recidivas no pescoço ocorreram em ambos os grupos, não tendo havido diferenças significativas entre os dois grupos. No entanto, a USG alterou definitivamente os tipos de tratamento primário e as possibilidades de tratamento de resgate do pescoço. O programa de acompanhamento rigoroso da USG permite a deteção precoce e o tratamento bem sucedido de uma elevada percentagem de recidivas[154].

Hao SP *et al*, no seu estudo sobre o papel do esvaziamento cervical supra-omo-hióideo em doentes com carcinoma da cavidade oral, estudaram 140 doentes com carcinoma da cavidade oral e pescoço clinicamente negativo, que foram submetidos a um esvaziamento cervical eletivo, e verificaram que 34,3% dos doentes apresentavam metástases cervicais ocultas. [16]

WM Tsang, E Lai1 estudaram a utilidade da ecografia para o carcinoma da língua oral em fase inicial com pescoço clinicamente N0 e afirmaram que a sensibilidade, a especificidade e a precisão global do exame de ecografia foram de 47%,   93%   e 70%, respetivamente. E concluiu que

A ultrassonografia por si só é inadequada para a tomada de decisões relativas ao tratamento do pescoço de pacientes com carcinoma da língua T1 e T2 N0 e não pode substituir uma política de esvaziamento cervical eletivo. [155]

Barrera estudou retrospetivamente a deteção de micrometástases cervicais ocultas em doentes com cancro de células escamosas da cabeça e do pescoço e verificou que as micrometástases nodais ocultas ocorriam em 3,8% dos casos N0 do pescoço e em 5% dos casos N1. Ou seja, a doença foi agravada em 29% dos doentes N0 e em 45% dos doentes N1. [156]

Lin GC *et al*, da China, em 2003, estudaram os factores relevantes e o tratamento de doentes com carcinoma espinocelular da língua sem metástases clínicas nos gânglios linfáticos cervicais, e observaram que os níveis de 29 doentes com metástases positivas nos gânglios para 148 doentes cN0 eram os gânglios sub mandibulares e submentais 22,64% gânglios cervicais profundos superiores 35,84% gânglios linfáticos cervicais profundos médios 15,9%, gânglios linfáticos do triângulo posterior 0%. [157]

No seu estudo sobre o papel da citologia guiada por ultra-sons dos gânglios linfáticos da virilha no tratamento do carcinoma de células escamosas da vulva, Hall TB *et al*. demonstraram que a ultrassonografia pode detetar até 90% dos gânglios linfáticos malignos inguinais e a FNAC até 90% e, se utilizada em combinação, tem uma elevada especificidade e sensibilidade. [158]

Jank S. *et al*, no seu estudo sobre o valor de diagnóstico da ultrassonografia para detetar o envolvimento oculto de gânglios linfáticos a diferentes níveis em doentes com carcinoma de células escamosas na região maxilofacial, afirmaram que a sensibilidade global da ultrassonografia para todos os níveis é de 71% e a especificidade é de 87%, enquanto a TAC apresentou uma sensibilidade de 32% e uma especificidade de 96%. A sensibilidade da USG diminuiu do nível I para o nível IV, ao passo que a especificidade aumentou do nível I para o nível IV. [159]

Steinkamp *et al*, no seu estudo Extracapsular spread of cervical lymph node metastases: diagnostic relevance of ultrasound examinations, estudaram prospectivamente os resultados de estudos USG em 110 doentes com carcinoma de células escamosas na região da cabeça e do pescoço, comparando-os com os achados do exame histológico após dissecção do pescoço. O exame de USG mostrou uma especificidade de 81,8% e a sensibilidade foi de apenas 78,6% na determinação da infiltração neoplásica extra capsular em doentes com metástases nos gânglios linfáticos.[160]

Niewenhuis EJ *et al*. estudaram a deteção molecular quantitativa do cancro residual mínimo da cabeça e do pescoço em aspirados de gânglios linfáticos e afirmaram que o estadiamento de doentes com carcinoma espinocelular da cabeça e do pescoço clinicamente N0, utilizando a USG FNAC, tem uma taxa de falsos negativos de aproximadamente 20%, o que pode dever-se a uma citologia imprecisa. Foi utilizada a análise molecular dos aspirados através de PCR de transcrição reversa quantitativa. Ensaio baseado na técnica Taqman utilizando o antigénio específico E48 do SCC. Verificaram que a sensibilidade da PAAF por USG aumentou de 56% para 67% e a especificidade diminuiu de 100% para 92%. [161]

Hayashi I *et al*, no seu estudo "A clinical study of ultrasonography for lymph node metastases in head and neck cancer", estudaram a correlação entre os resultados pré-operatórios da USG e as caraterísticas histopatológicas e concluíram que, com a USG, conseguiram diagnosticar 46% de nódulos metastáticos no pré-operatório, com 17% de resultados falsos negativos. Entre os gânglios metastáticos não detectados pela USG como gânglios metastáticos, o máximo de gânglios (dos 66 gânglios linfáticos metastáticos, 46 não foram diagnosticados como metástases) está frequentemente localizado a um nível distante do gânglio linfático diagnosticado corretamente como metástase. Por conseguinte, concluíram que a USG é muito útil na avaliação de metástases nos gânglios linfáticos cervicais, mas tem as limitações acima indicadas. Se um gânglio linfático metastático for detectado pela USG, haverá vários gânglios linfáticos metastáticos e, por vezes, estão distantes do nível original. Recomendaram o esvaziamento cervical radical para os gânglios linfáticos positivos detectados por USG[162].

Hayashi T. *et al*, no seu estudo sobre o significado clínico da ecografia de acompanhamento na deteção de metástases nos gânglios linfáticos cervicais em doentes com carcinoma de células escamosas da língua nos estádios 1 e 2. Utilizaram o exame de USG em doentes com carcinoma da língua com ecografia, aproximadamente de duas em duas semanas durante o acompanhamento e verificaram que a USG tem uma sensibilidade por nódulo de 53%, enquanto a da TC foi de 83%. Recomendaram o seguimento com USG para estes doentes. [163]

Lin GC. *et al*, no seu estudo "Factores relevantes e tratamento de doentes com carcinoma espinocelular da língua sem metástases clínicas nos gânglios linfáticos cervicais", estudaram 185 casos de doentes com carcinoma móvel da língua que foram tratados com cirurgia, acompanharam-nos e analisaram-nos retrospetivamente. Após a ressecção extensa dos tumores primários e dissecções do pescoço, encontraram nódulos em todas as amostras patologicamente positivas. As taxas de metástases nos nódulos linfáticos cervicais para a doença nos estádios I-II, III-IV foram de 16,66%,

38.05%, 17,42% e 37,50%

respetivamente. Os níveis de 29 doentes com metástases ganglionares positivas para doentes clínicos N0 foram os gânglios linfáticos submandibulares e submentais (22,64%), os gânglios linfáticos cervicais profundos superiores (35,84%), os gânglios linfáticos cervicais profundos médios (26,41%), os gânglios linfáticos cervicais profundos inferiores (15,09%) e os gânglios linfáticos cervicais posteriores (0,00%). [157]

Greenberg JS *et al*, no seu estudo retrospetivo sobre a "Disparidade no estadiamento patológico e clínico dos gânglios linfáticos no carcinoma oral da língua". Implicação para a tomada de decisões terapêuticas, analisaram 266 doentes que receberam tratamento cirúrgico primário para o carcinoma de células escamosas da língua. E colocaram a hipótese de que o estadiamento linfonodal patológico (pN) seria um preditor mais fiável dos resultados do tratamento do que o estadiamento linfonodal clínico (cN). Os autores encontraram uma taxa de 34% de doença linfonodal oculta no grupo cN0 (19% dos linfonodos ocultos têm disseminação extracapsular); da mesma forma, 43% dos pacientes cN1 tinham um estágio superior à doença pN2b e 50% tinham ECS. [9]

Puri S K *et al*, no seu estudo Significance of extracapsular lymph node metastases in patients with head and neck squamous cell carcinoma, afirmam que a disseminação extracapsular está presente na maioria dos gânglios linfáticos com mais de 3 cm e num número significativo de gânglios com menos de 2 cm. A disseminação extracapsular também foi demonstrada em gânglios linfáticos com menos de 1 cm. A disseminação extracapsular é, assim, o preditor mais importante de sobrevivência, recorrência loco-regional e metástases à distância.[164]

Kang F. Wu Z Huang X., no seu estudo Treatment of cNO patients with oral squamous cell carcinomas, estudou 1024 casos de carcinoma oral de células escamosas que foram submetidos a esvaziamento cervical retrospetivamente e verificou que a taxa total de metástases nos gânglios linfáticos cervicais do carcinoma oral de células escamosas era de 36,62% (375/1024). A taxa de metástases do cancro na língua, na mucosa bucal, na gengiva e no pavimento da boca foi de 42,82%, 31,93%, 32,76% e 25,00%, respetivamente. A taxa de metástases ocultas foi de 20,94% (71/339). A incidência de metástases ocultas estava intimamente relacionada com a localização da lesão primária e com o estádio T. Os resultados deste estudo revelaram que o regime terapêutico do carcinoma espinocelular oral deve basear-se num exame clínico cuidadoso e numa análise composta da lesão primária relacionada com o tamanho, a localização e os gânglios linfáticos cervicais.[4]

Sheehan P, no seu estudo Effect of tumor thickness and other factors on the risk of regional disease, and treatment of N0 neck in early oral squamous cell carcinoma, recomendou que os tumores com mais de 5 mm de espessura ou com margens infiltrativas fossem potenciais candidatos a tratamento eletivo do pescoço. [165]

Wenzel S. Sagowski C., no seu estudo retrospetivo sobre o impacto prognóstico do padrão metastático dos gânglios linfáticos em doentes com carcinoma espinocelular da cavidade oral e da orofaringe, observou que O estado dos gânglios linfáticos no carcinoma espinocelular da cavidade oral e nas metástases da orofaringe e, em particular, a rutura capsular tem a influência mais significativa na sobrevivência aos 5 anos. A classificação N0 de crescimento intranodal e crescimento extranodal de metástases linfonodais resultou numa taxa de sobrevivência a 5 anos de 67,59 e 31%. [166]

Kumaran M. Benamorein no seu estudo sobre a aspiração citológica guiada por ultra-sons de gânglios linfáticos supraclaviculares em doentes com suspeita de cancro do pulmão. Utilizaram a ultrassonografia e a USG-FNAC para os gânglios linfáticos supraclaviculares impalpáveis em doentes com suspeita de cancro do pulmão. Verificaram que o rendimento global de malignidade foi de 45,5% dos doentes examinados e de 75,4% dos doentes submetidos a amostragem. [167]

Biópsia do nódulo sentinela (SNB)

Gary Ross estudou o possível papel da biópsia do nódulo sentinela (BNS) isolada para o estadiamento do pescoço clinicamente N0 em doentes com carcinoma de células escamosas oral e orofaríngeo. A sensibilidade global do procedimento utilizando o protocolo patológico completo foi de 94%. Concluiu que a biopsia do gânglio sentinela pode ser utilizada para o estadiamento do pescoço N0 em doentes com doença nodal subclínica precoce. [13]

Gary L. Ross estudou o papel da biopsia do gânglio sentinela no cancro da cabeça e do pescoço e observou que a sensibilidade da técnica com um seguimento médio de 24 meses era de 93%. A identificação de BNS para tumores do pavimento da boca foi de 86%, em comparação com 97% para outros tumores. A sensibilidade para os tumores do RFA foi de 80%, comparada com 100% para outros grupos de tumores. Concluíram que a SNB pode ser aplicada com sucesso a tumores T1/2 precoces da cavidade oral/orofaringe de forma padronizada por centros de todo o mundo. Para a maioria destes tumores, a técnica SNB pode ser utilizada isoladamente como ferramenta de estadiamento.[168]

G.L. Ross estudou 61 doentes com nódulos cervicais clinicamente negativos submetidos a ressecção cirúrgica de um carcinoma espinocelular invasivo T1/T2 intra-oral ou orofaríngeo e estadiamento cirúrgico do pescoço, com biópsia do nódulo sentinela (BNS) isolada ou esvaziamento cervical eletivo assistido por BNS, e observou que o estadiamento patológico do pescoço clinicamente N0 ocorreu em 44% dos doentes. O exame patológico de rotina com hematoxilina e eosina revelou doença com sensibilidade de 81%. Cinco doentes apresentavam micrometástases e foram estadiados como pN1M1 após secções seriadas e imunohistoquímica. A espessura do tumor, uma frente invasiva não coesa e a invasão perineural e óssea foram factores histológicos preditores de metástases cervicais. Concluíram que tanto o estadiamento clínico como o estadiamento patológico de rotina subestimam a presença de metástases nodais. [169]

Tomografia por emissão de positrões (PET-scan)

A tomografia por emissão de positrões com fluoro-desoxi-glicose (FDG) é uma modalidade de imagiologia funcional que utiliza o metabolismo anormal dos tecidos para detetar neoplasias. O análogo radioativo da glucose, FDG, é metabolizado nos tecidos normais e nos tecidos neoplásicos proporcionalmente à taxa de metabolismo da glucose nos tecidos. O FDG é metabolicamente retido no espaço intracelular, o que ocorre mais em tumores do que em tecidos normais e pode ser utilizado para identificar tumores com base em taxas glicolíticas aceleradas utilizando a PET.

A PET com fluoro-desoxi-glicose (FDG) revelou ter uma sensibilidade e especificidade fracas na revelação de metástases ocultas e não tem qualquer papel na avaliação de pescoços clinicamente N0. [170]

Myers LL, num doente com CEC da cavidade oral com um pescoço clinicamente N0, concluiu que a PET tem uma sensibilidade global, especificidade, valor preditivo positivo, valor preditivo negativo e exatidão de 100%.[171]

Stuckensen T, num estudo prospetivo, comparou a PET com fluoro-desoxi-glicose (18F-FDG), a ecografia, a TC e a RM da cabeça e do pescoço com a avaliação histológica dos tecidos no pós-operatório. Foram investigados dois mil cento e noventa e seis gânglios linfáticos do pescoço de 106 doentes. Em todos os doentes, o tumor foi ressecado e foi efectuada uma dissecção dos gânglios linfáticos. Os procedimentos de diagnóstico apresentaram os seguintes resultados quando comparados com os achados histológicos: PET: sensibilidade 70%, especificidade 82%, exatidão 75%; Ultra-sons: 84%, 68%, 76%; TC: 66%, 74%, 70%; RM: 64%, 69% 66%. Assim, a PET mostrou a maior especificidade, enquanto a ecografia teve a maior sensibilidade em comparação com os outros procedimentos de estadiamento. [11]

HISTOPATOLOGIA

Em 1920, Broders estabeleceu uma classificação microscópica do carcinoma do lábio, que foi posteriormente modificada pela OMS em 1997. A classificação tem três grupos, dependendo da diferenciação celular, com base na percentagem de células anormais no total de elementos celulares[95].

Grau de malignidade | Terminologia histopatológica

G1 — Bem diferenciado (>75% de células diferenciadas)

G2 — Moderadamente diferenciado (50- 75% de células diferenciadas)

G3 — Pouco diferenciado (apenas 25-50% de células diferenciadas)

Existe uma correlação significativa entre o grau de diferenciação e o comportamento biológico do cancro.[96]

Grau do tumor: O grau do tumor correlaciona-se bem com o prognóstico dos doentes com cancro oral e também se correlaciona com as metástases regionais cervicais e, em última análise, com a sobrevivência de 5 anos do doente, que é muito pobre em tumores de alto grau.[97]

Variantes do carcinoma de células escamosas:

- Carcinoma Verrucoso de Células Escamosas: Foi identificado pela primeira vez como tumor de Ackerman. É de crescimento lento, bem diferenciado, de carácter verrucoso e tende a invadir estruturas locais como a mandíbula e os tecidos moles, mas as metástases locais são raras.

- Carcinoma adenoide de células escamosas

- Carcinoma espinocelular fusiforme.

Metástases regionais:

Um fator de prognóstico mais importante do que o grau histológico é a extensão da doença na altura da terapêutica inicial. O fator mais importante é a presença ou ausência de metástases regionais. A taxa de sobrevivência em doentes com metástases regionais é aproximadamente metade da dos doentes sem evidência clínica de metástases.

Observa-se um pior prognóstico em doentes com nódulos maciçamente aumentados, com envolvimento nodal múltiplo ou com metástases para nódulos jugulares baixos ou supraclaviculares.

Jiang *et al.* referiram que o prognóstico era melhor nos doentes com gânglios linfáticos negativos do que naqueles com gânglios positivos, sendo que os primeiros apresentavam uma taxa de sobrevivência a 5 anos duas vezes superior. O outro fator de prognóstico foi o número de gânglios linfáticos metastáticos, superior ou inferior a três. O prognóstico era inversamente proporcional ao número e ao tamanho dos gânglios. O prognóstico é mau se os gânglios se tornarem fixos, foscos e endurecidos. [98]

Para além destes parâmetros, a disseminação extracapsular de metástases nos gânglios linfáticos é o fator prognóstico mais importante das metástases nos gânglios cervicais na influência da sobrevivência. As metástases estão presentes na avaliação inicial em aproximadamente 30% dos casos de cancros orais, exceto nos cancros do lábio e do palato duro[99].

Rao RS *et al* analisaram retrospetivamente um total de 181 doentes com cancro T3/T4 do complexo alvéolo-bucal que foram submetidos a um esvaziamento cervical radical (ECR) para determinar a incidência e o padrão de envolvimento dos gânglios linfáticos. Verificaram o envolvimento dos níveis I (85%), II (51%), III (19%), IV (18%) e V (5%). Os níveis I e II foram os mais frequentemente envolvidos (94%). As metástases em saltos ocorreram em 13%. Os níveis IV e V foram afectados em 2% e 20% quando os níveis I, II e III não estavam afectados e estavam afectados, respetivamente. [100]

Jatin P Shah *et al* afirmaram que as metástases do pescoço para o nível V eram >1% para o carcinoma do pavimento da boca e do lábio. E para o nível IV foram de até 17%. A língua e o trígono retromolar não apresentavam metástases de nível V. [101]

Luiz, Kowalski *et al* sugeriram a necessidade de identificar factores pré-tratamento que possam diferenciar os doentes de alto risco dos de baixo risco no que diz respeito a metástases ocultas. Vários factores clínicos (local do tumor, tipo macroscópico, extensão local e estádio do tumor primário) e patológicos (grau de diferenciação, espessura do tumor, imobilização vascular, invasão perineural) foram correlacionados com o risco de metástases linfonodais em carcinomas da cabeça e do pescoço. [102]

Metástases à distância:

A doença metastática do carcinoma da cavidade oral mantém-se acima do nível da clavícula até às fases avançadas da doença. A disseminação geral ocorre em 15% a 20% dos casos de morte de cancros orais. Crile afirmou de forma conclusiva que as metástases à distância só foram encontradas em 1% de 4500 doentes com cancro da cabeça e do pescoço. Afirmou ainda que "o colar de linfáticos à volta do pescoço forma uma barreira quase intransponível através da qual o cancro raramente penetra".[103] Desde então, vários investigadores provaram que as afirmações de Crile eram incorrectas.[104,105,106] Kotwall C *et al* mostra uma incidência de 47% de metástases à distância. O pulmão é o local metastático mais frequentemente envolvido, seguido do fígado e dos ossos. A maior incidência de metástases à distância foi encontrada em doentes com estádio III e estádio IV. Kotwall C *et al* observaram lesões pulmonares em 80% dos seus doentes com doença metastática à distância. No seu estudo, o segundo local mais frequente de metástases foram os nódulos mediastínicos e a maior incidência foi encontrada em doentes com doença em estádio IV. [107]

ESTADIAMENTO CLÍNICO

O estadiamento refere-se à extensão da disseminação do tumor e foi padronizado em T (tumor), N (nódulos) e M (metástases) pela UICC.

A União Internacional contra o Cancro (UICC) / American Joint Committee on Cancer (AJCC) e o sistema de estadiamento TNM são os sistemas de estadiamento atualmente seguidos.

Pierre Denoy, de França, desenvolveu pela primeira vez o sistema TNM para a classificação dos tumores malignos em 1943. É o indicador de prognóstico mais importante desde a sua criação em 1950. No entanto, o facto de este sistema não ter sido capaz de descrever o estado de saúde geral do doente foi considerado uma desvantagem mesmo pelos criadores deste sistema. Já em 1932, a malnutrição foi reconhecida como um indicador de mau prognóstico na morbilidade e mortalidade relacionadas com o tratamento do cancro. A perda de peso, as proteínas séricas inferiores a 6,5 mg/dl, os baixos níveis de albumina e o índice nutricional deficiente têm sido associados a taxas de mortalidade mais elevadas para diferentes tipos de cancro.[108] Embora a disseminação extra capsular seja um dos factores prognósticos importantes, não está incluída na classificação TNM.

O American Joint Committee on Cancer (AJCC) foi organizado pela primeira vez em 1959 como American Joint Committee for Cancer Staging com o objetivo de desenvolver um sistema de estadiamento clínico do cancro por local que fosse aceitável para os profissionais médicos americanos. O sistema de estadiamento TNM da UICC/AJCC é atualmente seguido em todo o mundo. O estadiamento é definido através do exame físico, de testes de diagnóstico e de biopsias. Tem a desvantagem de ignorar a profundidade da invasão, a fixidez dos nódulos e o nível de doença nodal, que são importantes factores de prognóstico. Por último, o estadiamento TNM não ajuda a decidir a operabilidade num determinado doente. O estadiamento TNM é o seguinte

T   **- Tumor primário.**

TX   - O tumor primário não pode ser avaliado.

Para - Sem evidência de tumor primário.

Tis - Carcinoma in situ.

T1   - Tumor primário de tamanho igual ou inferior a 2 cm na maior dimensão.

T2   - Tumor primário com mais de 2 cm mas não mais de 4 cm de diâmetro maior dimensão.

T3 - Tumor primário com mais de 4 cm na maior dimensão.

T4 - Tumor primário que invade estruturas adjacentes, por exemplo, através do osso cortical, nos músculos extrínsecos profundos da língua, na pele e no seio maxilar.

N - Gânglios linfáticos regionais

Nx - Os gânglios linfáticos regionais não podem ser avaliados.

Não - Sem metástases nos gânglios linfáticos regionais.

N1 - Metástases num único gânglio linfático ipsilateral com 3 cm ou menos na maior dimensão.

N2 -

N2a - Metástases num único gânglio linfático ipsilateral com mais de 3 cm mas não mais de 6 cm de maior dimensão. .

N2b -Metástases em múltiplos gânglios linfáticos ipsilaterais, nenhum com mais de 6 cm de maior dimensão. .

N2c   -Metástases em gânglios linfáticos bilaterais ou contralaterais, nenhuma mais de 6 cm na maior dimensão.

N3 -Metástases num gânglio linfático com mais de 6 cm de maior dimensão.

M   -Metástases à distância

Mx   -As metástases à distância não podem ser avaliadas.

Mo -Sem metástases à distância.

M1 - Metástases à distância.

ESTABELECIMENTO:[109]

Fase I	T1	Não	Mo
Fase II	T2	Não	Mo
Fase III	T3	Não	Mo
	T1	N1	Mo
	T2	N1	Mo
	T3	N1	Mo
Fase IV A	T4	Não, N1	Mo
	Qualquer T	N2	Mo
Fase IV B	Qualquer T	N3	Mo
Fase IV C	Qualquer T	Qualquer N	M1

Embora o sistema de estadiamento TNM seja amplamente utilizado para avaliar o prognóstico, determinar o tratamento e comparar os resultados de diferentes protocolos, não é de modo algum perfeito. O gânglio linfático palpável no pescoço nem sempre significa que é metastático e um não-palpável nem sempre significa que é não-metastático. Podem conter micrometástases, que podem ser descobertas no exame histológico, que se pensava serem normais à palpação e à imagiologia. O PTNM ou o TNM patológico pode ser útil para prever o resultado nestes casos devido à sua exatidão. As informações acima referidas nunca estão disponíveis nos doentes tratados de forma não cirúrgica. Os outros factores, como o grau do tumor, a espessura do tumor, a disseminação extracapsular do tumor fora dos gânglios linfáticos, também não são tidos em conta no sistema de estadiamento.

Proforma para avaliação de doentes com cancro oral

DEPARTAMENTO DE CIRURGIA ORAL E MAXILOFACIAL

Dados do doente

Nome :-

Idade   Sexo   Data de admissão

Profissão/Educação   Reg. Não

Religião

Endereço

Queixas principais

Duração

História do presente

doença:-

História de doença anterior

História pessoal

Hábitos

Limpeza da boca   Diariamente/ocasionalmente

(Dente

Material utilizado para a limpeza   pasta/tabaco/cinzas/dentes

pó/outros)

Frequência   Duração

Tabaco para mascar Refinado/em bruto

Panela

Pan Masala

Gutakha

Noz de bétele

Outros

Fumar   Bidi / Cigarro

Álcool Duração   Qualidade   Quantidade/dia

TRATAMENTO ANTERIOR (se

qualquer)

EXAME GERAL

Condição geral

Frequência de pulso

Taxa de resposta

B.P.

Palidez

Cianose

Icterus

Clubes

Edema

Linfadenopatia

Organomegalia

CNS

RS

CVS

EXAME LOCAL

a) Exame oral suplementar

Na inspeção   Inchaço/úlcera/sinusite/fístula

Número

Situação

Extensão

Tamanho

Forma

Superfície

Margem/limite

Pele sobre/ adjacente à lesão

À palpação

Temperatura

Ternura

Número

Situação

Extensão

Tamanho

Forma

Superfície

Margem/limite

Consistência   (Macia/Cística/Firme/Dura/Variável)

Fixação a estruturas sobrejacentes/subjacentes

EXAME INTRA-ORAL

Na inspeção   Inchaço/úlcera/sinusite/fístula

Número

Situação

Extensão

Tamanho

Forma

Superfície

Margem/limite

Estado da mucosa   (Total/em redor da lesão)\

Condição da gengiva

Dentes: presentes/extraídos/caídos

À palpação

Temperatura

Ternura

Número

Situação

Extensão

Tamanho

Forma

Superfície (IF Inchaço)

Margem/limite

Pavimento/base

Mucosa circundante

Fixação a estruturas sobrejacentes/subjacentes

Representação esquemática

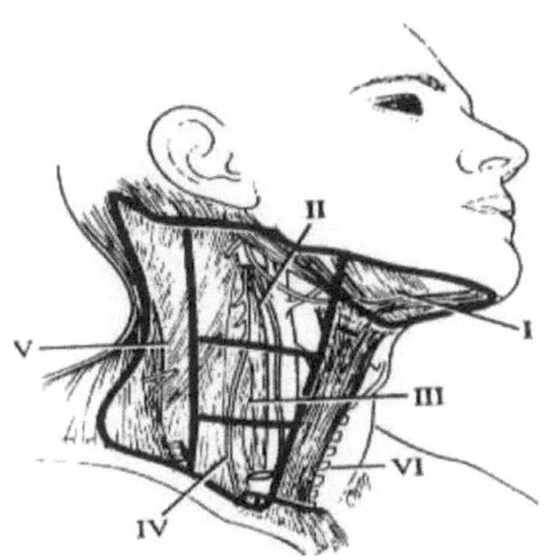

LEITURA COMPLEMENTAR

85.   Kang F, Wu Z, Huang X. Tratamento de doentes com carcinomas orais de células escamosas em NO. HUA xi kou Quiang Yi Za Zhi. 2003 Aug; 21(4):298-300.

86.   Spiro RH, Huvos AG, Wong GY. Valor preditivo da espessura do tumor no carcinoma de células escamosas confinado à língua e ao soalho da boca. Am J Surg. 1986; 152: 345-350.

87.   Greenberg JS, Naggar AK, Roberts D, Myers JN. Disparidade no estadiamento patológico e clínico dos gânglios linfáticos no carcinoma oral da língua; Implicações para a tomada de decisões terapêuticas. 2003 Aug; 98(3):508-15.

88.   Stuckensen T, Kovacs AF, Adams S, Baum RP. Estadiamento do pescoço em pacientes com carcinoma espinocelular da cavidade oral: uma comparação prospetiva de PET, USG, CT e MRI. J Cranio maxillofacial Surg. 2000; 28(6): 319-24.

89.   Manfredi D, Jacobelli. Neck dissection in the treatment of head and neck cancer in 1162 cases in Chambers RG: cancer of the head and neck. Prince Stone NJ. Expeta Medica; 1975.p. 221-224.

90.   Ross G, Shoaib T, Soutar DS, Camilleri IG . The Use of Sentinel Node Biopsy to Upstage the Clinically N0 Neck in Head and Neck Cancer. Arch Otolaryngol Head Neck Surg. 2002;128:1287-1291.

91.   Maris C, Karabouta. Incidência de metástases linfonodais em esvaziamento cervical eletivo (profilático) para carcinoma oral. J Craniofacial Surg. 1979;7: 182-191.

92.   O'Brien CJ, Traynor SJ, McNeil E, McMohan JD. The Use of Clinical Criteria alone in the management of the clinically negative neck among patients with squamous cell carcinoma of the oral cavity and oropharynx. Arch Otolaryngol Head Neck Surg. 2000;126:360-365.

93.   Hao SP, Tsang NM. O papel da dissecção cervical supraomohióide em pacientes com carcinoma da cavidade oral. Oral Oncol. 2002 Apr;38(3):309- 312.

94.   Moritz JD, Ludwig A, Oestmann JW. Ecografia com doppler com contraste para avaliação de gânglios linfáticos cervicais aumentados em tumores da cabeça e do pescoço. Am J Radiol. 2000;74:1279-1284.

95.   Dillon WP. Metástases nodais cervicais: Another look at size criteria. ANJR Am J Neuroradiol. 1998; 19:796-797.

96.   D'Souza O, Hasan S, Chary G, Hoisala R, Correa M. Cervical lymph node metastases in head & neck malignancy - A clinical /Ultrasonographic/Histopathological comparative study. Indian J Radiol. 2000; 112: 90-93.

97.   Knappe M, Louw M, Gregor RT. Aspiração com agulha fina guiada por ultra-sons para a avaliação de metástases cervicais. Arch Otolaryngol Head Neck Surg. 2000;126: 1091-96.

98.   Hillsamer PJ, Schuller DE, McGhee RD. Improving diagnostic accuracy of cervical metastasis with computed tomography & MRI. Arch Otolaryngol Head Neck Surg. 1990; 116: 1297-1301.

99.   Jens J. Pindborg. A etiologia do cancro oral. Oral Cancer and Precancer. West Bristol. John Wright and sons Ltd; 1980.   p.126-128

100.   Mashberg A. Early diagnosis of asymptomatic oral and oropharyngeal squamous cancers. A Cancer J clinicians. 1995; 45: 328-351.

101.   Malaovalla AM. Oral cancer in 57,518 industrial workers of Gujrat, India-A prevalence and follow up study (Cancro oral em 57 518 trabalhadores industriais de Gujrat, Índia - um estudo de prevalência e acompanhamento). Cancer. 1976; 37: 18821886.

102.   Waldron CA, Shafer WG. Leukoplakia revisited a clinicopathologic study of 3256 oral leukoplakias. Cancer. 1975; 36: 1386.

103.   Daftary DK . Carcinoma de células escamosas oral. Oral Diseases in the Tropics. Oxford University press, New Delhi (1993): 417-422.

104.   Vas'Kovskaia GP. Desenvolvimento de cancro a partir de líquen plano na mucosa oral e labial. Stomatol (Mosk). 1981; 60: 46.

105.   Moore C. Thickness as prognostic aid in upper aerodigestive tract cancer. Arch Otolaryngol Head Neck Surg. 1986; 121: 1410-1414.

106.   Yamamoto E, Miyakawa A, Kohama G. Modo de invasão de metástases linfonodais no carcinoma de células escamosas da cavidade oral. Head Neck Surg.

1984; 6(5): 938-47.

107.   Shibuya. Braquiterapia para o cancro da língua oral nos estádios I e II. Int J Radiol Oncol Biol Phys. 1993; 26:51.

108.   Nakagawa T. Neck node metastasis after successful brachytherapy for early stage tongue carcinoma. Radiother Oncol. 2003; 68(2): 129-35.

109.   Asakage T. Tumour thickness predicts cervical metastasis with stage I & II carcinoma of tongue. Cancer. 1998; 82(8): 1443-48.

110.   Spinger- Verlag. Classificação Histológica Internacional de Tumores da OMS, (1997). Tipagem histológica do cancro e pré-cancro da mucosa oral. 2nd ed. Berlim Heidelberg; p. 1-5

111.   Close LG. Microvascular invasion and survival in cancer of the oral cavity and oropharynx (Invasão microvascular e sobrevivência no cancro da cavidade oral e orofaringe). Arch Otolaryngol Head Neck Surg. 1989; 115(11): 1304-9.

112.   Borges AM. Patologia cirúrgica do carcinoma escamoso da cavidade oral - seu impacto no tratamento. Semin Surg Oncol. 1989; 5(5): 3107.

113.   Jiang PJ. Significado prognóstico da metástase linfonodal no pescoço do carcinoma de células escamosas na cavidade oral - análise de 122 casos. Zhonghua Zhong Liu Za Zhi. 1990; 12(2): 141-2.

114.   Snow GB, Annyas AA, Van Slooten EA, Bartelink H, Hart AM. Factores prognósticos de metástases nos nódulos cervicais. Clin Otolaryngol. 1982; 7: 185 -92.

115.   Rao RS, Deshmane VH. Extent of lymph node dissection in T3/T4 cancer of the alveolo-buccal complex. Head Neck Surg. 1995; 17(3): 199-203.

116.   Shah JP, Candela FC, Poddar AK. The pattern of cervical lymph node metastasis cancer from squamous cell carcinoma of oral cavity. Cancer. 1990; 66: 109-113.

117.   Luiz P, Kowalski, Medina JE, Martin. Fatores preditivos de metástases nodais. Otolaryngol clin North Am. 1998; 31: 621-37..

118.   Crile GW. Carcinoma dos maxilares, língua, bochecha e lábios. Surg Gynecol Obstet. 1923; 36: 159-62.

119.   Braund RR, Martin HE. Metástases à distância no cancro do trato respiratório superior e do trato alimentar. Surg Gynecol Obstet. 1941; 73: 6371.

120.   Ju DMC. A study of behavior of cancer of the head and neck during its late and terminal phases. Am J Surg. 1964; 108: 552-57.

121.   O'Brien PH. Distant metastasis in epidermoid cell carcinoma of the head and neck (Metástases à distância no carcinoma de células epidermóides da cabeça e pescoço). Cancer. 1971; 27: 304-7.

122.   Kotwall C, Sako K. Metastatic patterns in squamous cell cancer of the head and neck (Padrões metastáticos no cancro de células escamosas da cabeça e pescoço). Am J Surg. 1987; 154: 439- 442.

123.   Marian AE. The impact of nutritional status on the prognosis of patients with advanced head and neck cancer (O impacto do estado nutricional no prognóstico de pacientes com cancro avançado da cabeça e pescoço). Cancer. 1999; 86: 51927.

124.   John F Carew, Bhuvnesh Shah, Jatin Shah. Cervical lymph nodes. Jatin P Shah, Newell W Johnson, John G Batsakis, editores. Oral Cancer. Chicago: Martin Dunitz; 2003. p. 217-218.

125.   George Dimitroulis e Brain Avery. Avaliação de um doente com carcinoma de células escamosas da boca. Oral Cancer - A synopsis of Pathology and Management. BC Typesetting, Bristol: Reed Educational and Professional publishing Ltd; 1998. p. 26-36

126.   Robert A. Ord. Procedimentos de diagnóstico, Remy H. Blanchaert, ed. Oral cancer. Chicago: Quintessence Publishing Co, Inc; 2000. p. 42-43

127.   Chandra SS. Invasão mandibular em cancros orais. Eur Arch Otorhinolaryngol. 2000; 257(6): 343-6.

128.   Rao LP. Invasão mandibular em carcinoma espinocelular oral - investigação por exame clínico e ortopantamografia. Int J Oral Maxillofac Surg. 2004; 33(5): 454-7.

129.   Ali S. Nódulos cervicais falsos positivos e falsos negativos. Head Neck Surg. 1985; 8: 78-82.

130.   Schuller DE. The prognostic significance of metastatic cervical lymph nodes. Laryngoscope. 1980; 110: 557-570.

131.   Shah JP, Centon RA, Farr HW. Carcinoma da cavidade oral - Factores que afectam o insucesso do tratamento no local primário e no pescoço. Am J Surg. 1976;

132: 504-507.

132.   Spiro RH, Alfonso AE. Metástase de nódulo cervical de carcinoma epidermoide da cavidade oral e orofaringe. Am J Surg. 1974; 138: 562-567.

133.   Close LG, Merkel M, Vuitch MF, Reisch J, Schaefer SD. Computed tomographic evalution of regional lymph nodes involvement in cancer of oral cavity and oropharynx. Head Neck Surg. 1989;11:309-317.

134.   Baatenburg de Jong RJ. Rastreio de gânglios linfáticos no pescoço com ultra-sons. Clin Otolaryngol. 1988; 13: 5-9.

135.   Baatenburg de Jong RJ. Doença metastática do pescoço - palpação vs. exame ultrassonográfico. Arch Otolaryngol Head Neck Surg. 1989; 115: 689-90.

136.   Van den Brekel MW. Magnetic resonance versus palpation of the cervical lymph node metastasis (Ressonância magnética versus palpação de metástases em linfonodos cervicais). Arch Otolaryngol Head Neck Surg. 1991; 117: 666-73.

137.   RubaltelliL. Sonografia de gânglios linfáticos anormais in vitro - correlação de achados ultra-sonográficos e histopatológicos. Am J Roentgenol. 1990; 155: 1241-44.

138.   Stern WB. Tomografia computorizada do pescoço clinicamente negativo. Head Neck Surg. 1990; 12: 109-13.

139.   Van den Brekel MW. Estadiamento de linfonodos em pacientes com exames de pescoço clinicamente negativos por ultrassom e citologia aspirativa guiada por ultrassom. Am J Surg. 1991; 162: 362-366.

140.   Frable MA, Frable WI. Biópsia aspirativa por agulha fina revisitada. Laryngoscope. 1982; 92(2): 1414-18.

141.   Berg JW, Robbins GF. A late look at the safety of aspiration biopsy. Cancer. 1962; 15: 826-7.

142.   Engzell U. Investigação da disseminação do tumor em ligação com a biopsia por aspiração. Ata Radiological. 1971; 10: 385-98.

143.   Stevans MH. Tomografia computorizada dos gânglios linfáticos cervicais. Arch Otolaryngol Head Neck Surg. 1985;111: 735-739.

144.   Friedman M. Metastatic neck disease-evaluation by CT. Arch Otolaryngol Head Neck Surg. 1984; 110: 443.

145. Ishii J, Amagasa T, Tachibana T, Shinozuka K, Shioda S. Avaliação por US e TC de metástases nos gânglios linfáticos cervicais de cancro oral. J Craniomaxfac Surg. 1991; 19:123-127.

146. Moreau P, Goffart Y, Collignon J. Tomografia computorizada de gânglios linfáticos cervicais metastáticos. Um estudo correlativo clínico, tomográfico e patológico. Arch Otolaryngol Head Neck Surg. 1990; 116: 1190-93.

147. Sako K, Pradier RN, Marchetta FC, Pickren JW. Falibilidade da palpação no diagnóstico de metástases em nódulos cervicais. Surg Gynecol Obstet. 1964: 989-991.

148. Johnson JT, Mayor EN, Bedetti CD. Metástases nos gânglios linfáticos cervicais. Arch otolaryngol Head Neck Surg. 1985; 11: 534-537.

149. Amesterdão JA, Strawitz JG. Carcinoma de células escamosas da cavidade oral em adultos jovens. J Surg oncol. 1982;19:65-68.

150. Bruneton JN. Cancro do ouvido, nariz e garganta: Diagnóstico por ultra-sons de metástases nos gânglios linfáticos cervicais Radiology. 1984;152:771-773.

151. Van den Brekel MW, Castelijns JA, Stel HV. Deteção de doença metastática oculta no pescoço com USG e citologia aspirativa por agulha fina guiada por USG. Radiology. 1991; 180: 457-461.

152. Vassallo P. Differentiation of benign from malignant superficial lymphadenopathy-the role of high-resolution US. Radiology. 1992; 183(1): 215-20.

153. Woolgar JA. Tomografia detalhada de metástases linfonodais cervicais de carcinoma espinocelular oral. Int J Oral Maxillofac Surg. 1997 Feb;26(1):3-9.

154. Byers RM, Weber RS, Andrews T, McGill D, Kare R, Wolf P. Frequência e implicações terapêuticas de "skip metastasis" no pescoço de carcinoma escamoso da língua oral. Head Neck Surg. 1997 Jan;19(1):14-9.

155. Haddadin KJ. Melhoria da sobrevivência de pacientes com tumores de língua clinicamente T1-T2, N0 submetidos a um esvaziamento profilático do pescoço. Head Neck Surg. 1999; 21: 517-525.

156. Van den Brekel MW, Castelijen JA, Laurens C. Outcome of Observing the N0 Neck Using Ultrasonographic-Guided Cytology for Follow-up. Arch Otolaryngol Head Neck Surg. 1999; 125: 153-156.

157.   Koischwitz D, Gritzmann N. Ultrassom do pescoço. Radiol Clinic North Am. 2000; 38(5): 1029-45.

158.   Hodder SC, Evans RM, Patton DW, Silvester KC. Ultrassom e citologia aspirativa por agulha fina no estadiamento dos linfonodos do pescoço no carcinoma oral de células escamosas. Br J Oral Maxillofac Surg. 2000; 38(5):430-6.

159.   Sajeeda S, Panda N, Mann SB, Katariya S. The role of ultrasonography in the management of tumours of the neck. Ear Nose Throat J. 2000;79(8):586-89.

160.   Mikami Y, Kamata S, Kawabata K, Nigauri T. Ultrasonographic evaluation of metastatic cervical lymph nodes in head and neck cancers. Nippon Jibiinkoka Gakkai Kaiho. 2000;103(7):812-20.

161.   Grotz KA, Krummenauer F, Al-Nawas B, Jaud K. O estadiamento morfológico ultrassonográfico dos gânglios linfáticos no cancro da cabeça e do pescoço presta-se à automatização? Ultraschall Med. 2000; 21(3):93-100.

162.   Yuasa K, Kawazu T, Nagata T, Kanda S. Tomografia computorizada e ultrassonografia dos gânglios linfáticos cervicais metastáticos no carcinoma oral de células escamosas. DentoMaxillofac Radiol. 2000; 29(4): 238-44.

163.   Cramer D, Durham JS. Tratamento do pescoço no carcinoma de células escamosas N0 da cavidade oral. J Otolaryngol. 2001;30(5):283-88.

164.   Hayashi T, Ito J, Taira S, Katsura K. A relação entre a espessura do tumor primário no carcinoma da língua e as subsequentes metástases nos gânglios linfáticos. DentoMaxillofac Radiol. 2001;30(5):242-45.

165.   Gourin CG, Johnson JT. Surgical assessment of squamous cell carcinoma of the base of tongue. Head Neck Surg. 2001;23(8):653- 60.

166.   Nieuwenhuis EJ, Castelijen JA, Pijpers R, van den Brekel MW . Política de espera para o pescoço N0 no carcinoma de células escamosas oral e orofaríngeo em fase inicial utilizando citologia guiada por ultra-sons - existe um papel para a identificação do nódulo sentinela? Head Neck Surg. 2002 Mar;24(3):282-9.

167.   Finn S, Toner M, Timon C. The node negative neck-accuracy of clinical intra operative lymph node assessment for metastatic disease in head and neck cancer. Laryngoscope. 2002Apr; 112(4):630-633.

168. Krishnamurthy S, Sneige N, Bedi DG, Edieken BS et al. Role of ultrasound guided fine needle aspiration of intermediate and suspicious axillary lymph nodes in the initial staging of breast carcinoma. Cancer. 2002;95(5):982-8.

169. Wierzbicka M, Szyfter W, Kaczmarek J, Szmeja Z. Efeito da ultrassonografia nas alterações pós-operatórias no tratamento dos gânglios linfáticos do pescoço e melhoria dos resultados a longo prazo em doentes com neoplasia da laringe. Otolaryngol. 2002;56(1):31-8.

170. WM Tsang, Lai1 E. A ecografia do pescoço é necessária para o carcinoma da língua oral em fase inicial com pescoço clinicamente N0? Dentomaxilofac Radiol. 2003; 32: 156-159.

171. Barrera JE. Deteção de micrometástases cervicais ocultas em pacientes com cancro de células escamosas da cabeça e pescoço. Laryngoscope. 2003; 113: 892-896.

172. Lin GC, Qiu WL. Factores relevantes e tratamento de doentes com carcinoma espinocelular da língua sem metástases clínicas nos nódulos linfáticos cervicais. Zhonqhua Kou Qianq Yi Xue za zhi. 2003; 38(1): 5-8.

173. Hall TB, Barton DP, Trott PA, Nasiri N. The role of ultrasound- guided cytology of groin lymph nodes in the management of squamous cell carcinoma of the vulva-5 year experience in 44 patients. Clin Radiol. 2003; 58(5): 367-71.

174. Jana S, Robatscher P, Emshoff R, Strobl H. O valor diagnóstico da ultrassonografia para detetar o envolvimento oculto de linfonodos em diferentes níveis em pacientes com carcinoma de células escamosas na região maxilofacial. Int J Oral Maxillofac Surg. 2003; 32(1): 39-42.

175. Steinkamp HJ, Beck A, Werk M, Rademaker J. Extracapsular spread of cervical lymph node metastasis: diagnostic relevance of ultrasound examinations. Ultraschall Med. 2003; 24(5): 323-30.

176. Niewenhuis EJ, Jaspars LH. Quantitative molecular detection of minimal residual head and neck cancer in lymph node aspirates (Deteção molecular quantitativa de cancro residual mínimo da cabeça e do pescoço em aspirados de gânglios linfáticos). Clin Cancer Res. 2003; 9(2): 755-61.

177. Hayashi I, Kawata R, Lee K, Sakurai K et al. Estudo clínico da ultrassonografia

para deteção de metástases linfonodais no cancro da cabeça e pescoço. Nippon Jibiinkoka Gakkai Kaiho. 2003; 106(5): 499-506.

178. Hayashi T, Ito J, Taira S, Katsura K. O significado clínico da ecografia de acompanhamento na deteção de metástases nos gânglios linfáticos cervicais em doentes com carcinoma de células escamosas da língua em estádio I e II. Oral Surg Oral Med Oral Pathol Oral Radiol Endod. 2003; 96(1): 112-7.

179. Puri SK, Fan CY, Hanna E. Significance of extracapsular lymph node metastases in patients with head and neck Squamous cell carcinoma. Curr Opin Otolaryngol Head Neck Surg. 2003; 11(2): 119-23.

180. Sheahan P, O'Keane C, Sheahan JN, O'Dwyer TP. Efeito da espessura do tumor e de outros factores no risco de doença regional e no tratamento do pescoço N0 no carcinoma espinocelular oral precoce. Clin Otolaryngol Allied Sci. 2003; 28(5): 461-71.

181. Wenzel S, Sagowski C, Kerhrl W, Metternich FU. O impacto prognóstico do padrão metastático dos gânglios linfáticos em pacientes com carcinomas de células escamosas orais e orofaríngeas. Eur Arch Otorhinolaryngol. 2004; 261(5): 270-5.

182. Kumaran M, Benamore RE, Vaidhyanath R, Muller S et al. Aspiração citológica guiada por ultra-sons de gânglios linfáticos supraclaviculares em doentes com suspeita de cancro do pulmão. Thorax. 2005; 60(3): 229-33.

183. Gary L, Ross MD. Sentinel Node Biopsy in Head and Neck CancerPreliminary Results of a Multicenter Trial (Biópsia do Nódulo Sentinela no Cancro da Cabeça e PescoçoResultados Preliminares de um Ensaio Multicêntrico). Annals Surgical Oncol. 2004; 11: 690-696.

184. Ross GL, Soutar DS, MacDonald DG, Shoaib T. Improved Staging of Cervical Metastases in Clinically Node-Negative Patients With Head and Neck Squamous Cell Carcinoma (Melhoria do estadiamento das metástases cervicais em doentes com nódulos clinicamente negativos com carcinoma de células escamosas da cabeça e do pescoço). Ann Surg Oncol. 2004; 11(2): 213-8.

185. Stoeckli SJ, Steinert H, Pfaltz M, Schmid S. Is there a role for positron emission tomography with 18F-fluorodeoxyglucose in the initial staging of nodal negative oral

and oropharyngeal squamous cell carcinoma. Head Neck Surg. 2002; 24(4): 345-9.

186.   Myers LL, Wax MK. Tomografia por emissão de positrões na avaliação do pescoço negativo em pacientes com cancro da cavidade oral. J Otolaryngol. 1998; 27(6): 342-7.

CAPÍTULO - V
GESTÃO DA DOENÇA

Estão disponíveis três modalidades de tratamento principais: cirurgia, radioterapia e quimioterapia. A cirurgia ou a radioterapia são utilizadas isoladamente ou em combinação, com ou sem quimioterapia. A escolha da terapêutica depende do local e do estádio da doença, do estado físico, social e pessoal do doente, da experiência e competências do cirurgião e da disponibilidade de instalações de tratamento.

<u>SÓ CIRURGIA</u>

A cirurgia mantém a sua proeminência como o principal meio de alcançar a cura de um carcinoma oral de células escamosas.

Princípios de cirurgia:

Extirpar completamente a doença com quaisquer gânglios linfáticos envolvidos, preservando, na medida do possível, qualquer outra estrutura anatómica normal com um mínimo de comprometimento funcional.

O tratamento cirúrgico envolve:

a) Tratamento do primário.

b) Tratamento do pescoço

c) Reconstrução do defeito

i)   Imediato.

ii)   Atrasado.

Contudo, na prática oncológica atual, a reconstrução imediata é preferida em relação à reconstrução diferida devido a vários méritos.

O acesso à cirurgia depende do local e da extensão do tumor. Pode ser uma abordagem transoral, divisão do lábio inferior e acesso à mandibulotomia, incisão submental e, para a cirurgia da maxila, o retalho da bochecha é levantado através de uma incisão Weber-Ferguson.

Embora o método adequado de reconstrução deva ser planeado no pré-operatório, não deve ser considerado enquanto a lesão estiver a ser ressecada. A extensão da ressecção é determinada pela avaliação intra-operatória da extensão e profundidade da invasão pelo tumor, obtendo-se margens de ressecção negativas, sempre que possível confirmadas por um estudo de secção congelada. As margens cirúrgicas claras recomendadas que devem ser alcançadas são de 1 cm em todas as direcções, incluindo a profundidade. Quando a excisão alargada do tumor primário envolve a dissecção do pescoço, o tumor primário e os nódulos do pescoço devem ser removidos em bloco para eliminar todos os canais linfáticos. O carcinoma da língua móvel é frequentemente excisado separadamente da dissecção do pescoço, mas também pode ser planeada uma ressecção contínua em que o tumor primário é extirpado em bloco com os gânglios do pescoço. [172, 173]

Pradhan SA no seu estudo mostrou que a sobrevivência livre de doença (DFS) aos 18 meses com cirurgia isolada para tumores T2, T3 e T4 é de 57%, 43% e 21%, respetivamente. A adição de radioterapia pós-operatória para lesões T3 e T4 aumenta a DFS para 60% e 35%, respetivamente. [174]

Haribhakti VV efectuou um estudo na grande maioria dos doentes com carcinoma de células escamosas da mucosa bucal e do alvéolo inferior que apresentavam lesões T3 e T4 avançadas. Verificou que a maioria das recidivas ocorria nos 12 meses seguintes à cirurgia, sendo a recidiva local a mais comum, o que sugere que a cirurgia isolada tinha um mau resultado para os seus doentes. [62]

Carvalho referiu que a cirurgia deve ser a primeira opção para os cancros orais e orofaríngeos em estádio clínico inicial. Para os casos avançados, independentemente do local do tumor, a cirurgia e a radioterapia pós-operatória devem ser o padrão de tratamento, pois estão associadas às menores taxas de recorrência loco-regional.[175]

DISSECÇÃO DO PESCOÇO

O cancro oral dissemina-se predominantemente por via linfática, o que leva a uma elevada taxa de metástases nodais, que podem ser ocultas ou manifestar-se clinicamente. A cirurgia é a melhor modalidade de tratamento para estes casos. A dissecção do pescoço é idealmente efectuada em continuidade com a ressecção primária.

Marcos[176]

1902	Linfáticos da cabeça e do pescoço	Polia
1906	Dissecção radical do pescoço	Crile
1932	Ressecção composta	Ala
1944	Dissecção combinada do pescoço mandibular	Martin
1960	Incisão transversal do pescoço	McFee
1967	Dissecção funcional do pescoço	Bocca
1969	Preservação dos acessórios da coluna vertebral	Roy & Beahrs
1980	Dissecção pósteriolateral do pescoço	Geoffert e Jesse

CLASSIFICAÇÃO DA DISSECÇÃO DO PESCOÇO

COMPREENSIVO

Dissecção Radical Clássica do Pescoço

Inclui a remoção de todos os gânglios linfáticos dos níveis I a V. O nervo acessório espinhal, a veia jugular interna e o músculo esternocleidomastóideo também são removidos.

Dissecção Radical Alargada do Pescoço

Ressecção de gânglios linfáticos regionais adicionais ou sacrifício de outras estruturas, como a artéria carótida, os nervos cranianos, os músculos ou a pele.

RADICAL MODIFICADO

Tipo I - O nervo acessório espinhal é preservado

Tipo II - A veia acessória espinal e a veia jugular interna estão preservadas.

Tipo III (FND) - Todas as três estruturas - nervo acessório espinhal, veia jugular interna e músculo esternocleidomastóideo - estão preservadas.

DISSECÇÃO SELECTIVA DO PESCOÇO

Lateral - Consiste na remoção em bloco das regiões nodais II, III e IV.

Anterolateral

Supra-omo-hióidea (SOHND): - Consiste na remoção em bloco das regiões nodais I, II e III

Supraomohióide alargado: - Os nódulos da região IV são removidos para além de I, II, III.

Posterolateral: - Consiste na remoção dos gânglios linfáticos sub occipitais e retro auriculares e das regiões nodais II, III, IV e V.

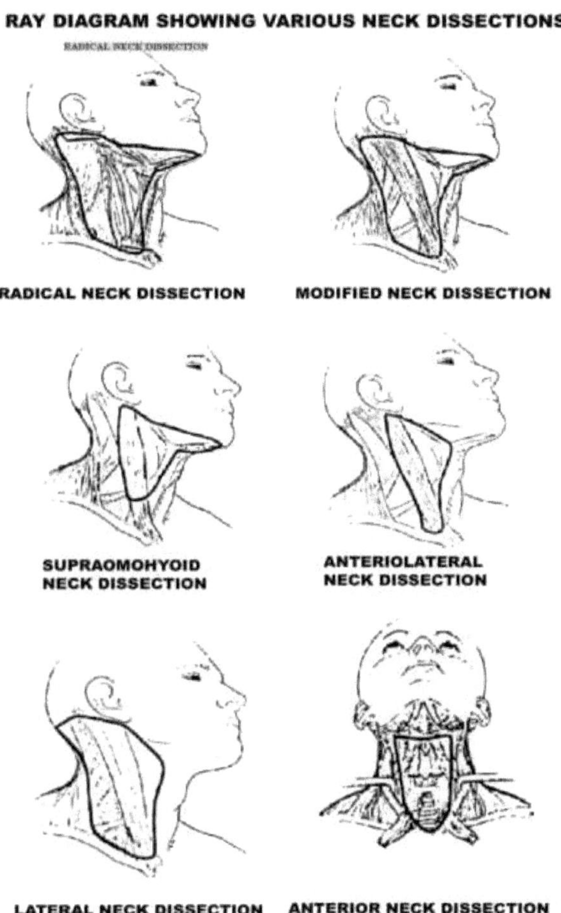

O esvaziamento seletivo do pescoço poupa muitos doentes à morbilidade de um esvaziamento desnecessário do pescoço. O esvaziamento seletivo do pescoço remove apenas os nódulos que apresentam um risco mais elevado de metástases. O procedimento seletivo mais frequentemente utilizado é a dissecção supra-omohióidea, uma vez que os níveis I, II e III estão normalmente envolvidos nos cancros orais, com muito poucas probabilidades de metástases.

Existem estudos que demonstram que a dissecção electiva do pescoço resulta numa melhor sobrevivência do que a dissecção selectiva do pescoço.

Shah descobriu que 2/3 dos doentes submetidos a esvaziamento cervical radical eletivo para cancro da cavidade oral não apresentavam metástases no exame histológico dos gânglios removidos e os restantes 1/3 tinham metástases ocultas, pelo que se torna vantajoso desenvolver um procedimento de preservação da função no pescoço N0 para avaliar os gânglios em risco e proporcionar um controlo adequado da doença. [177]

Rao propôs a realização de um esvaziamento supra-omohióideo do pescoço, que deve ser submetido a uma avaliação por secção congelada em todos os doentes. Se os gânglios linfáticos forem negativos, então é adequado. Se os níveis I, II ou III forem positivos, deve ser efectuada uma dissecção radical do pescoço. Os níveis IV e V estavam envolvidos em 2% e 20% quando os níveis I, II e III não estavam envolvidos e estavam envolvidos, respetivamente.[100]

Jiang PJ efectuou 160 esvaziamentos cervicais radicais em doentes com cancro oral e verificou que os gânglios linfáticos mais frequentemente envolvidos eram os submandibulares e os cervicais profundos superiores, mas foram observadas metástases "saltantes" para os gânglios cervicais inferiores. O esvaziamento cervical radical eletivo é aconselhado no caso de cancro da língua. A taxa de sobrevivência dos doentes tratados com irradiação pré-operatória e RND é superior à da cirurgia isolada[178].

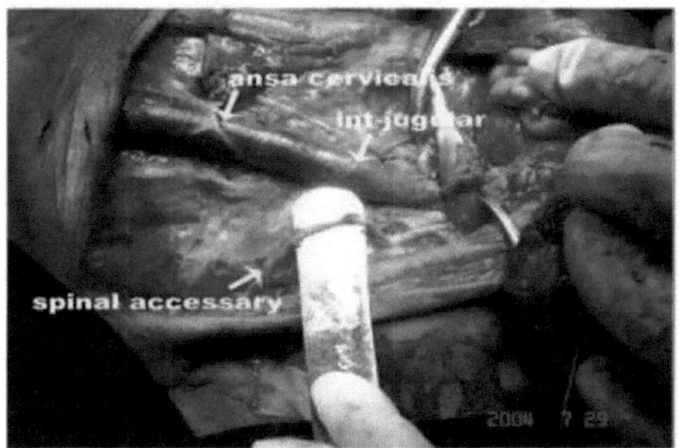

DISSECÇÃO MODIFICADA DO PESCOÇO - II

(PRESERVANDO O ACESSÓRIO ESPINAL E IJV)

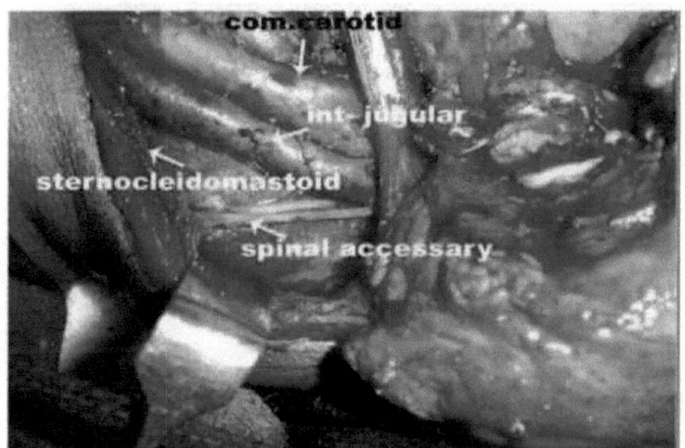

DISSECÇÃO MODIFICADA DO PESCOÇO - III

(PRESERVAÇÃO DE ACESSÓRIOS PARA A COLUNA VERTEBRAL, IJV E SCM)

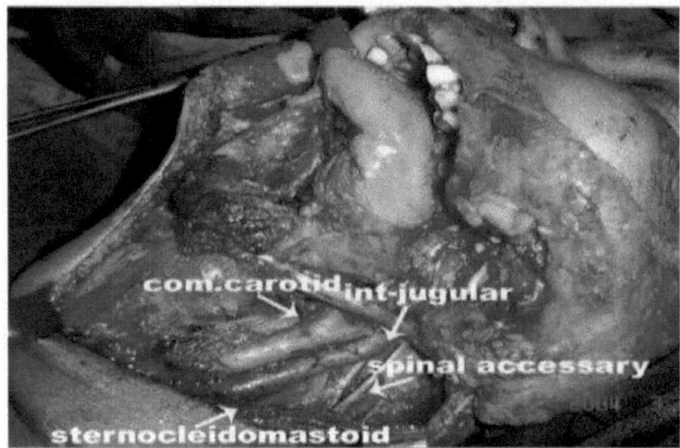

DISSECÇÃO DO PESCOÇO SUPRAOMOHIÓIDE UNILATRERAL

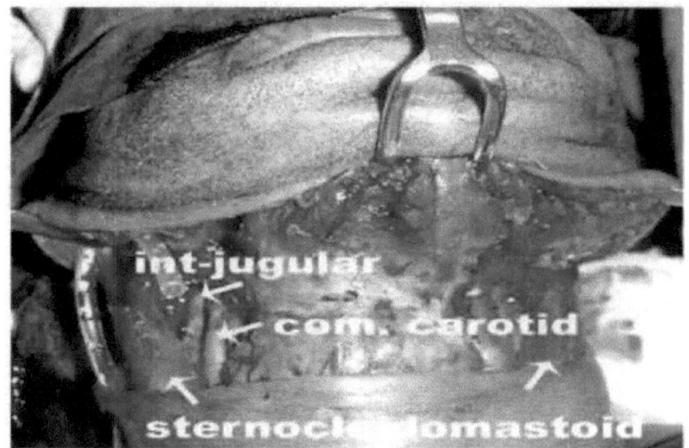

ESVAZIAMENTO BILATERAL DO PESCOÇO SUPRA-OMOHIÓIDEO

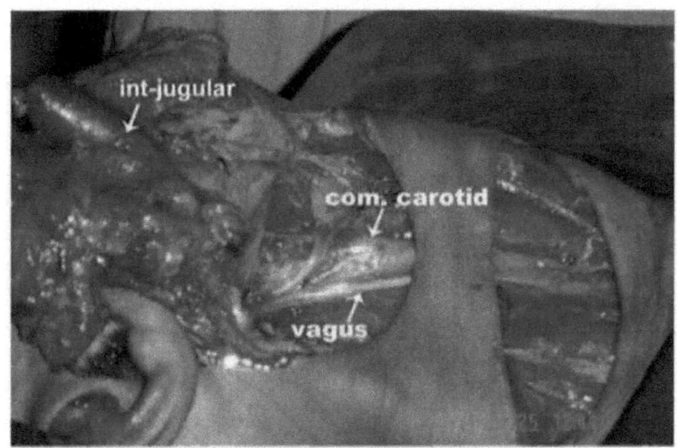

DISSECÇÕES DO PESCOÇO

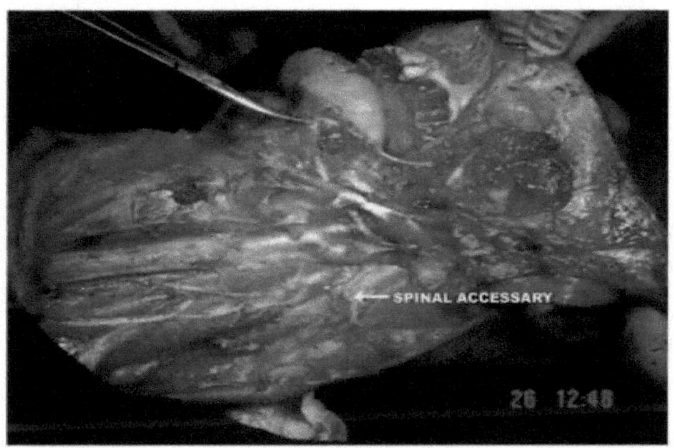

ESVAZIAMENTO RADICAL DO PESCOÇO ESVAZIAMENTO MODIFICADO DO PESCOÇO - I

(PRESERVANDO O ACESSO À COLUNA VERTEBRAL)

Rao RS no seu estudo retrospetivo de 181 doentes com cancro T3/T4 do complexo alvéolo-bucal que tinham sido submetidos a RND para definir a extensão do cancro

O autor concluiu que o esvaziamento cervical supra-omohióide (SOHD) deve ser realizado e submetido a uma avaliação de secção congelada em todos os doentes. Concluiu que a dissecção supraomohióidea do pescoço (SOHD) deve ser realizada e submetida a uma avaliação de secção congelada em todos os doentes. Se os gânglios linfáticos forem negativos, então a SOHD é adequada. Se os níveis I, II ou III forem positivos, então deve ser efectuada uma RND .[100]

Hao defende a dissecção supra-omohióidea do pescoço como procedimento diagnóstico e terapêutico, tanto em doentes com nódulos patológicos positivos como negativos. Continua a ser um bom procedimento de estadiamento e pode fornecer informações relativamente ao tratamento adjuvante. [16]

Ferlito sugeriu que o esvaziamento cervical seletivo era suficiente em doentes com elevado risco de metástases ocultas. [179]

O'Brien realizou uma dissecção electiva do pescoço na maioria dos seus doentes e encontrou doença metastática em 30% das dissecções do pescoço. Concluíram que o tratamento seletivo do pescoço clinicamente negativo com base no local e estádio do tumor primário conduz a uma elevada taxa de controlo da doença regional. [15]

RECONSTRUÇÃO

A reconstrução após a ressecção de um carcinoma oral foi concebida para obter o máximo restabelecimento da função e da estética com o mínimo de morbilidade para o doente. A reconstrução pode ser imediata ou tardia.

1. Encerramento primário
2. Encerramento por cicatrização por segunda intenção
3. Enxerto de pele ou enxertos de mucosa
4. Abas

Local

Regional

Transferência de tecido microvascular

Os retalhos regionais podem ser classificados em:

Fasciocutâneo - por exemplo, retalho deltopeitoral

Miocutâneo - por exemplo, peitoral maior, retalho frontal, grande dorsal e trapézio. Os retalhos locais e regionais são recursos seguros e confiáveis para a reconstrução de defeitos de pequeno a médio porte. Os retalhos cutâneos dependem de arterializações axiais diretas. Já os retalhos miocutâneos possuem um suprimento sanguíneo musculocutâneo não axial e perfurante.

Tanto o osso como os tecidos moles podem ter de ser substituídos após uma ressecção extensa da mandíbula. A ressecção de espessura total de uma porção da mandíbula constitui um grande desafio. Em particular, o contorno da sínfise é difícil de reproduzir. Tendo em conta este problema, deve tentar-se a conservação do bordo inferior da mandíbula, sempre que possível. Uma variedade de materiais naturais e aloplásticos pode substituir a mandíbula. Têm sido habitualmente utilizados blocos de osso da anca ou da costela. As partículas de osso esponjoso parecem ser superiores ao osso cortical. Os implantes metálicos também têm sido utilizados, mas apresentam problemas de rejeição e instabilidade. Nos últimos anos, foram introduzidos enxertos ósseos livres, fixados por anastomose microvascular. Nesta abordagem, o osso enxertado permanece viável e o enxerto pode incluir periósteo, músculo e pele. Os enxertos de costela vascularizados também podem fornecer o contorno desejável para a reconstrução da mandíbula. Outro método para reconstruir a mandíbula é uma extensão do retalho miocutâneo para incluir o componente ósseo, por exemplo, o músculo peitoral maior acompanhado de costela[180].

RADIOTERAPIA

A utilização da radioterapia no tratamento do carcinoma escamoso oral é influenciada por vários factores. 1. A maioria destas lesões e, igualmente, as suas metástases nodais são radiossensíveis, mas requerem doses elevadas de radiação para um controlo significativo. 2. Os tumores exofíticos e bem oxigenados tendem a responder melhor do que os tumores endofíticos e hipóxicos. As lesões de maiores dimensões tendem a ser mais hipóxicas e, por conseguinte, são menos sensíveis e menos curáveis. 3. O envolvimento dos ossos e dos músculos afecta negativamente as hipóteses de cura por radiação. O osso, sendo mais denso do que os tecidos moles, absorve mais radiação. Deve ser considerada a probabilidade de necrose do osso após a radioterapia de lesões que envolvam o osso ou que sejam adjacentes ao osso. Os tumores anaplásicos são frequentemente melhor tratados por radioterapia; a sua elevada taxa de mitose torna-os mais radiossensíveis. As metástases cervicais são mais bem tratadas por cirurgia, com ou sem radioterapia adjuvante. [181]

A radiação pode ser administrada aos tecidos através de uma técnica intersticial ou, em alternativa, através de feixes externos, por exemplo, unidade de Telecobalto -60, acelerador linear de baixa ou megavoltagem ou implantes intersticiais de substâncias radioactivas. A radiação de quilo voltagem proveniente de máquinas de raios X de 200 KV é utilizada no tratamento de cancros dos lábios e na terapia de cones por via oral.

Denis concluiu que os doentes com um ou mais nódulos cervicais positivos devem ser submetidos a radioterapia pós-operatória. [182]

O principal problema nos cancros avançados da cabeça e do pescoço é o controlo loco-regional, sendo frequentemente necessária uma modalidade de tratamento combinado com cirurgia e radioterapia. Quando são utilizadas modalidades de tratamento combinadas com cirurgia e radioterapia, a sequenciação óptima destas modalidades é frequentemente uma questão não resolvida, havendo dois grupos que defendem a radioterapia pré e pós-operatória.

Vikram refere que a radioterapia pós-operatória electiva melhorou a taxa de controlo local em doentes com cancro avançado da cabeça e do pescoço, mas que é mais eficaz quando iniciada no prazo de 6 semanas após a cirurgia. [183]

Noutro estudo, Bartelink relatou uma taxa de recorrência mais baixa no pescoço após radioterapia pós-operatória e favoreceu a radioterapia pós-operatória em comparação com a pré-operatória devido ao facto de poder basear-se mais cedo nos achados histológicos, permitindo uma seleção de doentes de alto risco. [184]

Bachaud *et al* relataram uma melhoria do controlo loco-regional e da sobrevivência em doentes tratados com uma abordagem de modalidade de tratamento combinada, infusão semanal de 50 mg de cisplatina com radioterapia pós-operatória. [185]

Suen recomenda que a radiação pós-operatória melhore o controlo regional, mas que o controlo local não seja melhorado em mais de 90 por cento. Os cirurgiões devem evitar margens cirúrgicas inferiores a 5 mm na ressecção de cancros primários e não confiar demasiado na radioterapia para controlar a doença subclínica residual. [186]

QUIMIOTERAPIA

A quimioterapia não é a modalidade primária de tratamento, embora possa ser utilizada em combinação com a cirurgia e a radiação para constituir a abordagem de modalidade de tratamento combinado nesses doentes como tratamento adjuvante e também para recorrências como paliação.

A quimioterapia também pode ser utilizada no contexto neo-adjuvante antes da cirurgia e está a ser aceite atualmente. A quimioterapia de indução com quimio-radioterapia concomitante pode resultar num aumento das taxas de sobrevivência. Além disso, com regimes de quimio-radioterapia pré-operatória, a cirurgia pode ser reduzida no volume de tecido ressecado, melhorando assim a função pós-cirúrgica. [187]

Os vários agentes quimioterapêuticos que são utilizados para o tratamento do carcinoma espinocelular oral são os seguintes

1)	Cisplatina

2)	Metotraxato

3)	5-Fluorouracilo

4)	Paclitaxel

5)	Docetaxel

Schuller estabeleceu que a combinação de quatro fármacos cis-platina, vincristina, metotrexato e bleomicina tem definitivamente atividade contra o carcinoma de células escamosas da cabeça e do pescoço. O ensaio demonstrou que mesmo os doentes debilitados com cancro da cabeça e do pescoço em fase avançada podem receber quimioterapia agressiva com toxicidades toleráveis e que essa taxa de resposta pode não melhorar a sobrevivência global. [188]

Baur, no seu estudo com a quimioterapia pré-operatória com Docetaxel e Cisplatina, refere uma taxa de resposta objetiva de 53% no carcinoma de células escamosas da cabeça e do pescoço localmente avançado, inoperável, metastático ou recorrente. Também relatam uma taxa de resposta objetiva de 46% com doença localmente avançada e metastática sem quimioterapia e radioterapia prévias. [189]

Taylor comparou dois esquemas publicados de Cisplatina mais infusão de 5-fluorouracil e radiação como tratamento sequencial ou concomitante para eficácia e toxicidade em doentes com cancro da cabeça e do pescoço irressecável e concluiu que o tratamento concomitante oferecia um melhor controlo da doença, predominantemente da doença regional. [190]

Dimery relata uma redução dramática do tamanho do tumor inicial com a quimioterapia de indução e pode resultar numa taxa de resposta global superior a 80%, numa taxa de resposta clínica completa de 20-66% e numa resposta histológica completa até 70% destes casos e, apesar disso, não se observou um benefício em termos de sobrevivência em comparação com a cirurgia e a radioterapia padrão. [191]

Hussain relatou resultados encorajadores em doentes com carcinoma espinocelular recorrente ou metastático da cabeça e pescoço que foram colocados numa combinação de paclitaxel, 5-FU e cisplatina. [192]

Novas modalidades de tratamento

Estas incluem o LASER, a terapia fotodinâmica e a terapia molecular direcionada:

Tradati refere que a laserterapia ambulatória é bem aceite pelos doentes com cancro oral e a sua utilização implica uma redução dos custos diretos e indirectos da organização da saúde e dos custos sociais. [193]

Eckel afirmou que a combinação da ressecção transoral a laser e da dissecção faseada do pescoço parece oferecer taxas de cura satisfatórias para um grupo selecionado de doentes. Estas duas intervenções cirúrgicas menores causam menos morbilidade do que a cirurgia de tipo "commando" e conduzem a uma baixa mortalidade e morbilidade perioperatória. [194]

Laptev relatou que um total de 424 pacientes com cancro dos lábios, mucosa lingual e fundo da cavidade oral foram tratados com hipertermia local e laser de CO_2. Os melhores resultados foram obtidos em doentes com o estádio da doença T1N0M0-T2N0M0. [195]

Hopper, no seu estudo, concordou que a terapia fotodinâmica oferece o potencial para melhorar os resultados funcionais e cosméticos, ao mesmo tempo que consegue um controlo comparável do tumor. [196]

Date demonstrou no seu estudo que o PAD-S31 pode servir como um potente foto-sensibilizador para a terapia fotodinâmica. Além disso, espera-se que esta terapia seja clinicamente útil para o tratamento de pacientes com carcinoma oral. [197]

Kubler obteve uma resposta completa em 96% dos casos com a terapia mediada por mTHPC para o carcinoma do lábio, que foi confirmada por biopsia. [198]

Myers relatam que a terapia molecular orientada com o bloqueio do EGF-R interrompe o crescimento do cancro oral in vitro e reduz a sua proliferação num modelo animal experimental de xenoenxerto. [199]

LEITURA COMPLEMENTAR

187. O'Brien CJ, Traynor SJ, McNeil E, McMohan JD. The Use of Clinical Criteria alone in the management of the clinically negative neck among patients with squamous cell carcinoma of the oral cavity and oropharynx. Arch Otolaryngol Head Neck Surg. 2000;126:360-365.

188. Hao SP, Tsang NM. O papel da dissecção cervical supraomohióide em pacientes com carcinoma da cavidade oral. Oral Oncol. 2002 Apr;38(3):309- 312.

189. Haribhakti VV, Mehta AR. Resecções compostas para cancros orais - Experiência com 97 casos consecutivos. Indian J Cancer. 1990; 27(4): 195-202.

190. Rao RS, Deshmane VH. Extent of lymph node dissection in T3/T4 cancer of the alveolo-buccal complex. Head Neck Surg. 1995; 17(3): 199-203.

191. Ord RA, Aisner S. Accuracy of frozen section in assessing margin in carcinoma of oral cavity (Precisão da secção congelada na avaliação da margem no carcinoma da cavidade oral). Arch otolaryngol Head Neck Surg. 1991; 117: 663-69.

192. Leemans CR, Tiwari R, Van der waal I. The efficacy of comprehensive neck dissection with or without post-operative radiotherapy in nodal metastasis of squamous cell carcinoma of upper respiratory and digestive tract. Cancer. 1972; 29: 1146.

193. Pradhan SA. Cirurgia do cancro da mucosa bucal. Semin Surg Oncol. 1989; 5(5): 318-21.

194. Carvalho AL, Magrin J, Kowalski LP. Locais de recidiva em cancros orais e orofaríngeos de acordo com a abordagem de tratamento. Oral Dis. 2003; 9(3): 112-8.

195. John F Carew, Bhuvnesh Shah, Jatin Shah. Cervical lymph nodes. Jatin P Shah, Newell W Johnson, John G Batsakis, editores. Oral Cancer. Chicago: Martin Dunitz; 2003. p. 222-224.

196. Shah JP, Anderson PE. Evolving role of modification in neck disesction for oral squamous cell carcinoma. Br J Oral Maxillofac Surg. 1995; 33: 3-8.

197. Jiang PJ, Xu ZG. Esvaziamento radical do pescoço para o cancro da cavidade oral Zhong Liu Za Zhi. 1988; 10(2): 146-8.

198.   Ferlito A, Shaha AR, Rinaldo A. A incidência de micrometástases nos gânglios linfáticos em doentes patologicamente estadiados como NO no cancro da cavidade oral e orofaringe. Oral Oncology. 2002; 38: 03-05.

199.   George Dimitroulis e Brain Avery. Reconstrução da boca e dos maxilares após cirurgia ablativa do cancro. Cancro oral - Uma sinopse da patologia e do tratamento. BC Typesetting. Bristol: Reed Educational and Professional publishing Ltd; 1998. p. 84-106

200.   Wang CC. Radioterapia no tratamento de doenças malignas orais. Otolaryngol Clin North Am. 1979; 12: 73.

201.   Denis F, Garaud P, Manceau A, Beutter P, Garand G, le Floch O . Valor prognóstico do número de nódulos envolvidos após a dissecção do pescoço no carcinoma da orofaringe e da cavidade oral. Cancer Radiother. 2001; 5(1): 12-22.

202.   Vikram B, Strong EW, Shah J, Spiro RH. Radiação pós-operatória electiva terapia nos estádios III e IV do carcinoma epidermoide da cabeça e pescoço. Am J Surg. 1980; 140: 580-584.

203.   Bartelink H, Breur K, Hart G, Annyas B, Van Slooten, Snow G. The value of post-operative radiotherapy as an adjuvant to radical neck dissection. Cancer. 1982; 52: 1008-1013.

204.   Bachaud JM, David JM, Boussin G, Daly N. Combined postperative radiotherapy and weekly cisplatin infusion for locally advanced squamous cell carcinoma of the head and neck-Preliminary report of a randomized trial. I J Radiation Oncology Biol Phys. 1991; 20: 24346.

205.   Suen JY, Newman RK, Hannahs K, Fisher J. Avaliação da eficácia da radioterapia pós-operatória para o controlo da doença local. Am J Surg. 1980; 140: 577-580.

206.   Giralt JL, Gonzalez J, del Campo JM, Maldonado J, Sanz X,Pamias J. Quimioterapia de indução pré-operatória seguida de quimiorradioterapia simultânea em carcinoma avançado da cavidade oral e orofaringe. Cancer. 2000; 89: 939-945.

207.   Schuller DE, Metch B, Mattox D, Stein DW, McCracken JD. Preoperative chemotherapy in advanced resectable head and neck cancer - Final report of the

Southwest oncology group. Laryngoscope. 1988; 98: 1205-1210.

208.	Baur M, Kienzer HR, Schweiger J, DeSantis M, Gerber E, Pont J, Hudec M et al. Docetaxel/Cisplatina como quimioterapia de primeira linha em doentes com carcinoma da cabeça e do pescoço.Cancer. 2002; 94: 2953-8.

209.	Taylor SG IV,Murthy AK,Vannetzel J-M,Colin P. Randomized comparison of Neo adjuvant Cisplatin and 5-fluorouracil infusion followed by radiation versus concomitant treatment in advanced head and neck cancer. J Clin Oncol. 1994; 12: 385-395.

210.	Dimery IW,Hong WK.Overview of combined treatment modality therapies for head and neck cancer.J Natl Cancer Inst. 1993; 85: 95111.

211.	Hussain M, Gadgeel S,Kucuck O,Du W,Salwen W,Ensley J.Paclitaxel,Cisplatin,and 5-fluorouracil for patients with advanced or recurrent squamous cell carcinoma of the head and neck.Cancer. 1999; 86: 2364-9.

212.	Tradati N, Zurrida S, Bartoli C, Boracchi P, Sala L, Contardi N, Rossi N, Chiesa F. Tratamento cirúrgico em ambulatório com laser de CO2 no cancro oral: resultados imediatos e a longo prazo. Tumori. 1991 Jun 30; 77(3): 239-42.

213.	Eckel HE, Volling P, Pototschnig C, Zorowka P, Thumfart W. Ressecção transoral a laser com esvaziamento cervical descontínuo faseado para carcinoma de células escamosas da cavidade oral e orofaringe. Laryngoscope. 1995 Jan; 105(1): 53-60.

214.	Laptev PI. Utilização da hipertermia local UHF e do laser de CO2 no tratamento do cancro do lábio, da mucosa lingual e do fundo da cavidade oral. Stomatologia (Mosk). 2004; 83(1): 30-2.

215.	Hopper C, Kubler A, Lewis H, Tan IB, Putnam G. Terapia fotodinâmica mediada por mTHPC para o carcinoma oral precoce de células escamosas. Int J Cancer. 2004; 111(1): 138-46.

216.	Date M, Sakata I, Fukuchi K, Ohura K, Azuma Y, Shinohara M, Matsuzaki K, Namiki Y, Takahashi H. Terapia fotodinâmica para carcinoma de células escamosas oral humano e xenoenxertos usando um novo fotossensibilizador, PAD-S31. Lasers Surg Med. 2003; 33(1): 57-63.

217. Kubler AC, de Carpentier J, Hopper C, Leonard AG, Putnam G. Tratamento do carcinoma de células escamosas do lábio utilizando a terapia fotodinâmica mediada por Foscan. Int J Oral Maxillofac Surg. 2001 Dec; 30(6): 504-9.

218. Myers JN, Holsinger FC, Bekele BN, Li E, Jasser SA, Killion JJ, Fidler IJ. Terapia molecular orientada para o cancro oral com bloqueio do recetor do fator de crescimento epidérmico: um relatório preliminar. Arch Otolaryngol Head Neck Surg. 2002 Aug; 128(8): 875-9.

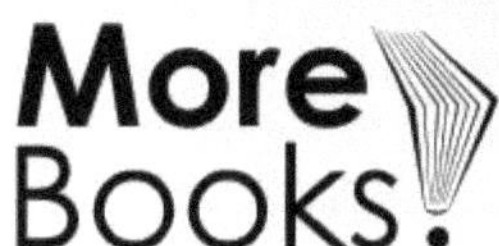

More
Books!

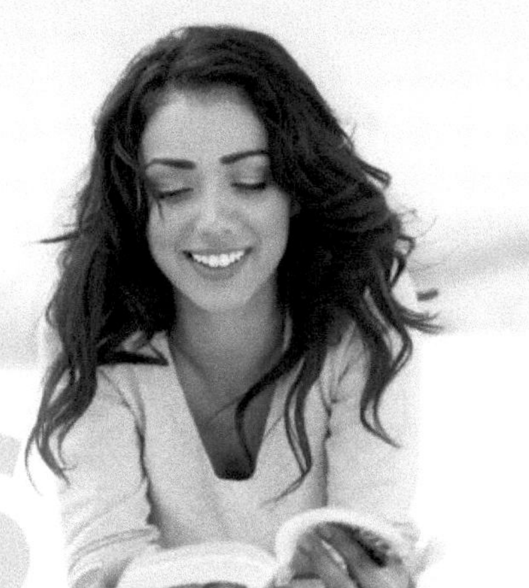

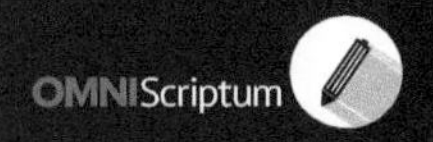

info@omniscriptum.com
www.omniscriptum.com
OMNIScriptum

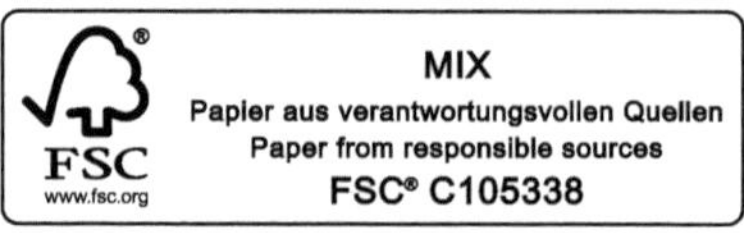

®
FSC
www.fsc.org
MIX
Papier aus verantwortungsvollen Quellen
Paper from responsible sources
FSC® C105338